SMARPP
Serigaya Methamphetamine Relapse Prevention Program

薬物・アルコール依存症からの回復支援ワークブック

松本俊彦　小林桜児　今村扶美　著

金剛出版

いま本書を手にしているあなたへ

　いま本書を手に取っているあなたは，「どうやったらアルコール・薬物依存症患者さんの援助ができるのか」と悩んでいる援助者の方でしょうか？　それとも，「自分は依存症かもしれない」と密かに悩んでいる当事者の方でしょうか？　あるいはひょっとすると，家族や恋人，友人のアルコール・薬物問題に悩んでいる方かもしれませんね。

　もちろん，どなたでも大歓迎です。

　本書は，私たちが実践してきたSMARRP（Serigaya Methamphetamine Relapse Prevention Program：せりがや覚せい剤再乱用防止プログラム）の教材として開発したワークブックをベースにして，それに若干の加筆を行ったものです。ここには，私たちが，それまでの臨床経験を通じて，「このことをアルコール・薬物依存症患者さんに伝えておきたい！」と考えてきた情報がつぎ込まれています。

　私たちがこのSMARPPプロジェクトを立ち上げてからもうおよそ5年になります。その間，SMARPPを通じてたくさんの患者さんと出会い，患者さんの感想に耳を傾け，あるいは，治療効果の検証を行いながら，何度となくワークブックの改訂を重ねてきました。そして，最初は1つの医療機関ではじめた小さな試みであったものが，現在では，国内30カ所以上の精神科医療機関や精神保健福祉センター，民間回復施設，あるいは矯正施設で，このSMARPPを範とした治療プログラムが実践されるプロジェクトへと成長しました。しかし，それでもなお，国内多数の援助機関から，「SMARPPのワークブックはどうやったら入手できるのか？」「ぜひ出版して欲しい」という要望をいただいており，今回，金剛出版のご協力を得て，そうした声に応えることにしました。

　このワークブックは，当初は，医療機関で実施されるグループ療法で用いることを想定して開発されたものです。しかし実際には，医療機関以外の援助機関や司法関連機関（少年院や刑務所，保護観察，家庭裁判所など）で用いたり，個別面接や自習用教材として用いることも可能です。また，メンタルヘルス領域の援助者にとっては，依存症援助の初歩を学ぶための参考書として有用であるはず，と自負しています。

けれども，誤解しないでください。私たちは決して「このワークブックで自習さえすれば依存症を克服できる」などといった，大それたことは考えていません。本書の役目は，あくまでも最初の第一歩を踏み出すきっかけを与えることにあります。したがって，もしもあなたが薬物問題を抱えている当事者ならば，このワークブックに取り組んだ後には（たとえば，1日1回分ずつ毎日やると4週間でおわるようになっています），ぜひ巻末に掲げてある各地域の相談・援助機関に連絡を取ったり，実際に足を運んでみたりしてください。依存症からの回復は，本から学んだ知識によって得られるものではなく，依存症のことを理解してくれる人とのリアルな出会い，あるいは，そのような人との出会いを求めて「自分の足を使って」動き続けるプロセスから得られるものです。

　また，もしもあなたが援助者であるならば，可能な限り，見よう見まねでこのワークブックを使って患者さんの援助をするのではなく，私たちが主催している研修会に参加し，スーパーバイズを受けてください。依存症の援助で最も大切なのは，本で学んだ知識や技法ではなく，依存症患者さんと向き合う姿勢であり，同時に，援助者同士のネットワークです。ちなみに，私たちは，援助者を対象としたSMARPP研修会を年1回実施し，研究修了者に研修修了証を授与しています（詳しくは，独立行政法人国立精神・神経医療研究センターのホームページをご覧ください）。

　なお，本書刊行にあたって私たちは，SMARPPプロジェクトに参加してくださっているすべての医療機関，保健機関，司法機関の援助者の方，ならびに，クライエントの方々に感謝の気持ちを伝えたいと思います。こうした多くの現場での汗こそがこのワークブックを作り上げたのです。そして，いつも私たちに貴重な機会を与えてくださる，金剛出版の立石正信社長と弓手正樹氏にも深謝いたします。

　このワークブックが，多くのアルコール・薬物依存症に悩む方たちに回復のきっかけを与え，あるいは，これまでアルコール・薬物依存症に対して苦手意識を抱いてきた援助者に，この問題と向き合う勇気を与えることができれば，私たちにとってこれほどうれしいことはありません。

　　　　　　　　　　　　　　　著者らを代表して
　　　　　　　　　　　　　　　独立行政法人国立精神・神経医療研究センター精神保健研究所
　　　　　　　　　　　　　　　薬物依存研究部／自殺予防総合対策センター

　　　　　　　　　　　　　　　　　　　　　　　　　松本俊彦

目　次

薬物・アルコール依存症からの回復支援ワークブック

第1回 「なぜ，アルコールや薬物をやめなきゃいけないの？」 1

- なぜアルコールや薬物が問題なのか？ …………………………………………… 1
- 健康人におけるアルコール・薬物と暴力の関係 ………………………………… 1
- 精神障害を抱える人とアルコールの関係 ………………………………………… 2
- アルコールや薬物は精神障害を悪化させます …………………………………… 2
- あなたにとって，アルコールや薬物を使うことにはどんなメリット（よい点）と
  デメリット（悪い点）がありますか？ ………………………………………… 4
- アルコール・薬物を使いたい気持ちとやめる自信 ……………………………… 5

第2回 引き金と欲求（1） 6

- 引き金と欲求 ………………………………………………………………………… 6
- 引き金→考え→欲求→使用 ………………………………………………………… 7

第3回 引き金と欲求（2） 10

- アルコール・薬物はあなたの脳に影響します …………………………………… 10
- 引き金→考え→欲求→使用 ………………………………………………………… 10
- 思考ストップ法 ……………………………………………………………………… 11
- 新しい順序と流れ …………………………………………………………………… 12

第4回 精神障害とアルコール・薬物乱用 15

- 重複障害ってなに？ ………………………………………………………………… 15
- 精神障害の人がアルコールや薬物を乱用すると ………………………………… 15
- 精神障害の人がアルコールや薬物を乱用すると，こんなことが起こります。… 16
- 重複障害（統合失調症＋アルコール・薬物乱用）の患者さんは
  こんなことをいっていました …………………………………………………… 16

第5回 アルコール・薬物となじみ深いものとお別れしよう 19

- アルコール・薬物となじみのあるもの …………………………………………… 19
- 自宅の冷蔵庫のなかに何が入っていましたか？ ………………………………… 20

　　　　新しい自宅の環境を整えましょう ……………………………………………………… 21

第6回 アルコール・薬物のある生活からの回復段階 ——最初の1年間　23

　　　　ステージ1：緊張期（0〜14日） ………………………………………………………… 23
　　　　ステージ2：ハネムーン期（15〜90日目） …………………………………………… 24
　　　　ステージ3：『壁』期（91〜180日目） ………………………………………………… 24
　　　　ステージ4：適応期（181〜270日目） ………………………………………………… 25
　　　　ステージ5：解決期（271〜365日目） ………………………………………………… 25
　　　　自分の『壁』の症状をきちんと理解しよう …………………………………………… 26

第7回 アルコールと薬物を使わない生活を送るために注意すべきこと　28

　　　　孤立・ひきこもりは危険です！ ………………………………………………………… 28
　　　　アルコールや薬物を使う夢について …………………………………………………… 30

第8回 これからの生活のスケジュールを立ててみよう　32

　　　　なぜスケジュールが大切なの？ ………………………………………………………… 32
　　　　実際にスケジュールを立てる …………………………………………………………… 34
　　　　カレンダーと達成マーク ………………………………………………………………… 36

第9回 合法ドラッグとしてのアルコール　37

第10回 マリファナはタバコより安全？　41

第11回 引き金→考え→欲求→使用　44

　　　　考えると欲求が起こります ……………………………………………………………… 44
　　　　自動的思考のプロセス …………………………………………………………………… 44
　　　　引き金（きっかけ）を見つけよう ……………………………………………………… 45

第12回 あなたのまわりにある引き金について　48

　　　　外的な引き金 ……………………………………………………………………………… 48
　　　　「錨」について …………………………………………………………………………… 49

第13回 あなたのなかにある引き金について 52
　　内的な引き金 ……………………………………………………………… 52

第14回 回復のために（1）——信頼と正直さ 57
　　信頼について ……………………………………………………………… 57
　　真実を伝えること ………………………………………………………… 59

第15回 回復のために（2）——社会復帰と仲間 63
　　デイケア・作業所・回復施設・仕事について ………………………… 63
　　新しい仲間を作る ………………………………………………………… 65

第16回 覚せい剤の身体・脳への影響 67
　　C型肝炎とHIV（エイズ） ……………………………………………… 67
　　その他の身体への影響 …………………………………………………… 70

第17回 依存症ってどんな病気？ 73
　　依存症の7つの特徴 ……………………………………………………… 73
　　アダルトチルドレンについて …………………………………………… 76

第18回 危険な状況を察知する 78
　　危険な状況「H.A.L.T.」～腹をすかすな，腹を立てるな，
　　　孤立するな，疲れるな～ ……………………………………………… 78
　　依存症的な行動 …………………………………………………………… 80
　　今日一日のことだけ考えよう …………………………………………… 82

第19回 アルコールをやめるための三本柱
　　　　　—— 抗酒剤について —— 84
　　三本柱とは？ ……………………………………………………………… 84
　　抗酒剤って何？ …………………………………………………………… 85
　　抗酒剤の効果は？ ………………………………………………………… 85
　　抗酒剤にはどんな種類があるの？ ……………………………………… 87
　　抗酒剤はいつ・どんなふうに服用したらいいの？ …………………… 88

抗酒剤の服用中は何に気をつけたらいいの？……………………………………… 88
　　　もしもうっかりアルコールを飲んでしまったら…………………………………… 88
　　　抗酒剤はいつまで服用したらいいの？……………………………………………… 89
　　　抗酒剤を服用するのはアルコール依存症の人だけ？……………………………… 89

第20回　再発を防ぐには　90

　　　再発とは何でしょうか？……………………………………………………………… 90
　　　依存症的な行動とは？………………………………………………………………… 91
　　　依存症的な思考とは？………………………………………………………………… 91
　　　感情のうっ積とは？…………………………………………………………………… 92

第21回　アルコールの問題を抱えた人の予後　94

　　　退院2年後の完全断酒率……………………………………………………………… 94
　　　退院後の時間経過と断酒率…………………………………………………………… 95
　　　自助グループ参加と予後の関係……………………………………………………… 96
　　　アルコールの問題を抱えた患者さんの死因………………………………………… 97
　　　アルコールと自殺……………………………………………………………………… 97
　　　薬物問題がある人の予後……………………………………………………………… 98

第22回　再発の正当化　99

　　　再発の正当化とは？…………………………………………………………………… 99
　　　アクシデントや他の人のせいで……………………………………………………… 99
　　　破滅的な出来事………………………………………………………………………… 100
　　　あれこれともっともらしい理由をつけて…………………………………………… 100
　　　うつ，怒り，さびしさ，恐れ………………………………………………………… 101
　　　アルコールや薬物の問題はもう治った……………………………………………… 101
　　　自分を試す……………………………………………………………………………… 102
　　　お祝い…………………………………………………………………………………… 102

第23回　アルコールによる身体の障害（1）――肝臓の病気――　103

　　　アルコールによる肝臓の病気の特徴………………………………………………… 103
　　　肝臓ってどんなはたらきをしているの？…………………………………………… 104
　　　飲みすぎるとどんな肝臓の病気になるの？………………………………………… 105
　　　血液検査の結果で自分の肝臓の状態をチェックしよう…………………………… 107

第24回 性の問題と休日の過ごし方　109

性的行動と回復 …………………………………………………… 109
アルコール・薬物の問題と食行動の異常 …………………… 110
休日と回復 ………………………………………………………… 112

第25回 アルコールによる身体の障害（2）
——その他の臓器の病気——　114

すい臓の病気 ……………………………………………………… 114
胃の病気 …………………………………………………………… 115
心臓・循環器の病気 ……………………………………………… 116
その他のアルコールが関連する病気 ………………………… 117
おわりに …………………………………………………………… 118

第26回 「強くなるより賢くなれ」　119

第27回 アルコールによる脳・神経・筋肉の障害　124

アルコールの作用と急性アルコール中毒 …………………… 124
耐性の上昇と離脱症状 …………………………………………… 125
アルコールと嫉妬妄想 …………………………………………… 125
ウェルニッケ脳症とコルサコフ型認知症 …………………… 125
ペラグラ脳症・小脳変性症・末梢神経炎 …………………… 125
アルコールによる筋肉の病気 ………………………………… 126
アルコールによる脳の萎縮 …………………………………… 126

第28回 あなたの再発・再使用のサイクルは？　128

付録　相談機関リスト ……………………………………………………… 131
解題 …………………………………………………………………………… 140

薬物・アルコール依存症からの回復支援ワークブック

年　月　日

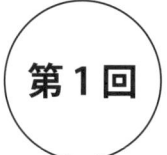

「なぜ，アルコールや薬物をやめなきゃいけないの?」

● なぜアルコールや薬物が問題なのか？

　みなさんはこう思っているかもしれません。「自分はアルコール依存症なんかじゃない」「薬物はやめるつもりだが，どうしてアルコールまでやめなきゃいけないのか」「自分は酒でトラブルを起こしたことなんかない」「自分は飲みすぎることなんかない」「自分はちゃんとコントロールして飲んでいる」などなど。

　そのとおりかもしれません。

　でも，ちょっと考えてみてください。みなさんはこれまでアルコールに酔っているときや薬物を使用しているときに，いつになく怒りっぽくなったり，荒っぽい口調で家族や友人につっかかってしまったりしたことはないですか？　あるいは，手をあげてしまったり物を壊してしまったりして，次の日に後悔する，といった経験はないでしょうか？

　アルコールや薬物は，あなた自身の「コントロールする力」を奪います。いくらあなたが飲酒をコントロールできていたとしても，アルコールや薬物の影響を受けた脳は，あなたをコントロールできなくなっている可能性があります。

　みなさんは，むかしからお酒が「きちがい水」などと呼ばれてきたことを知っていますか？　むかしの人は，アルコールが人の理性を失わせてしまうことを知っていたのです。

　さて，このいちばん最初のセッションでは，アルコールや薬物と暴力の関係について考えてみましょう。

● 健康人におけるアルコール・薬物と暴力の関係

　多くの研究がアルコールや薬物依存症と暴力の関係を指摘しています。アルコールや薬物の依存症の人は，依存症ではない人と比べると，将来，殺人や傷害などの暴力犯罪を起こす確率が**数十倍**も高いといわれています。

こうした傾向は，なにも依存症の人だけにかぎったことではありません。依存症までいかない，ふつうにアルコールを飲む習慣のある人やたまに薬物を使う習慣のある人でも，そうした習慣のない人に比べると，なんらかの犯罪を起こす確率が **7倍** 高くなり，暴力犯罪を起こす確率が **10倍** にまで高まるといわれています。これらの事実は，アルコールを飲むこと自体が，暴力の危険を高めることを意味しています。

● 精神障害を抱える人とアルコールの関係

アルコールや薬物の影響は，精神障害を抱える人の場合にはさらに深刻です。アルコールを飲む習慣のある精神障害者，薬物を使う習慣のある精神障害者，（いずれも，「依存症」まではいっていない人たちです）は，一般の人と比べると，なんらかの犯罪を起こす確率が **10倍**，暴行・傷害・放火を起こす確率が **20〜50倍**，殺人を起こす確率が **30〜80倍** に高まることが報告されています。これらの確率は，いずれも一般の人が習慣的にアルコールを飲んだり，薬物を使った場合の倍になるわけです。

アルコールを飲みすぎること，薬物を使いすぎることだけが問題なのではありません。たとえ1杯でも1滴でも1回でも，問題があるかもしれないのです。そのことを証明した科学的研究もあります。その研究によれば，精神科病院を退院した精神障害者が，**1回アルコールを飲むだけ**，**1回薬物を使うだけ**で，退院後1年以内に暴力的なふるまいをする確率が **2倍** になるというのです。この結果は，「たまの1回」が命とりになる可能性があることを示しています。そして，1回で2倍，2回では2×2=4倍，3回では2×2×2=8倍……という風に，アルコールや薬物を使うたびに暴力の危険が高まる可能性があるのです。

● アルコールや薬物は精神障害を悪化させます

幻覚や妄想を悪化させます
統合失調症のように幻覚や妄想の出る病気を持っている人がアルコールを飲んだり薬物を使うと，幻覚や妄想が再発したり悪化したりします。

薬物依存症や後遺症を悪化させます
薬物依存症の人は，アルコールを飲んで「ほろ酔い」になると，「薬物を使いたい」という欲求が出てきます。実際，酔いがまわれば，当然，理性がはたらきにくくなります。そのため，多くの薬物依存症の方が，アルコールが入っているときにスリップ（＝再使用のこと）します。

むかしアルコール，薬物，シンナー，大麻を使ったことがある人の場合でも，アルコールを飲むことで突然，幻覚や妄想がぶり返すことがあります。これを**フラッシュバック**といいます。

不眠症を悪化させます

アルコールは不眠症を悪化させます。アルコールを飲んで酔うと「寝つき」がよくなったように感じるかもしれませんが，眠りは浅くなって，睡眠の質は悪くなります。寝酒をしている人は，一見すると眠っているように見えても，脳波検査を行うと，「睡眠の脳波」になっておらず，「意識障害」に近い脳波になっているだけです。これではいくら睡眠をとっても「こころの疲れ」はとれません。

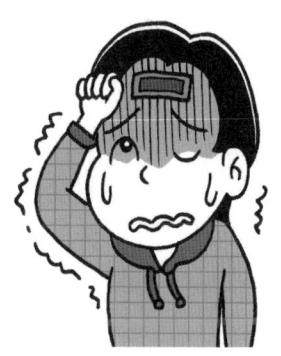

睡眠薬や治療薬の効果を弱めます

アルコールや薬物は睡眠薬や治療薬（安定剤など）の効果を弱めたり，悪影響を与えてしまいます。アルコールを飲んだり，薬物を使っていると，いくら治療薬を飲んでも脳のなかで治療薬が効果的に働かなくなってしまいます。これではいくら病院に通っても精神障害はよくならないでしょう。

衝動のコントロールが効かなくなります

すでに述べたように，アルコールは暴力的な行動をさせやすくします。また，感情のコントロールも効かなくなってしまう結果，もしも何かつらい感情を抱えていれば，治療薬のまとめ飲みやリストカットのような自分の身体を傷つける行動を引き起こすこともあります。アルコールを飲んだ状態では「痛み」に鈍感になっているので，リストカットをすると，軽く傷をつけるつもりであった場合にも，いつもより深刻な傷を作ってしまう傾向がありますし，ときには命にかかわる傷をつけてしまう場合もあるのです。

> **Q1** あなたはアルコールや薬物を使ったときに，いつもより荒っぽい態度で周囲にあたったり，暴力的なふるまいをしたことがありませんか？ 言葉の暴力，物に対する暴力，人に対する暴力……思いつくかぎり，できるだけたくさん，正直に書いてみましょう。自分では覚えていないけれども，周囲の人から指摘されたことがあれば，それでもかまいません。

● あなたにとって、アルコールや薬物を使うことには
　どんなメリット（よい点）とデメリット（悪い点）がありますか？

アルコール・薬物を**使うメリット**	アルコール・薬物を**使うデメリット**
アルコール・薬物を**やめるメリット**	アルコール・薬物を**やめるデメリット**

● アルコール・薬物を使いたい気持ちとやめる自信

① 使いたい－やめたい

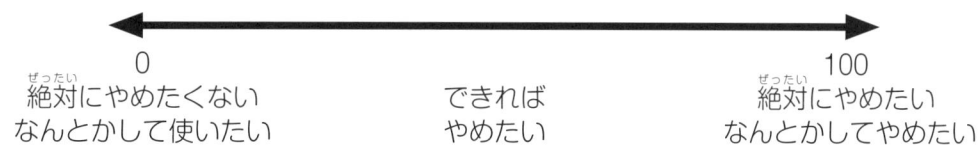

0	100
絶対にやめたくない	絶対にやめたい
なんとかして使いたい	なんとかしてやめたい

中央：できればやめたい

② 自分の意思の強さ・やめる自信

0　目の前にあれば必ず使う
　　話を聞いたら欲しくなる

100　目の前にあっても大丈夫

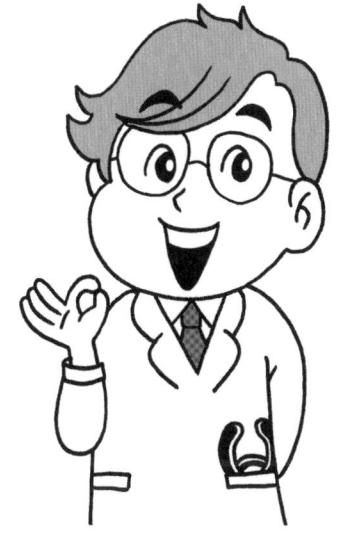

さあ，これから一緒にアルコールや薬物の問題について考えていきましょう！

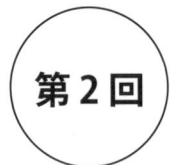

引き金と欲求 (1)

● 引き金と欲求

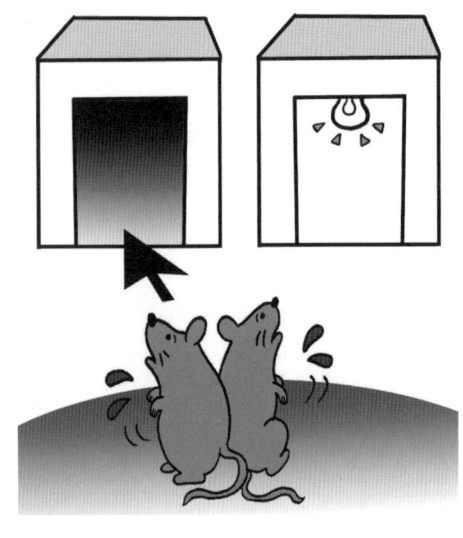

脳には、さまざまな本能的な欲求を支配している部分があります。お腹が空けばこの部分は食べ物を欲しいと感じますし、喉がかわけば水が飲みたいと感じます。また、性欲とも関係しています。アルコールや薬物は、こうした脳の働きに大きな影響を与えます。実験を2つ紹介しましょう。まずは、ネズミの実験です。

カゴからネズミを放し、明るい場所と暗い場所のそれぞれに、ネズミが逃げこめる場所を用意します。するとネズミは、ふつう暗い場所に逃げこみます。ネズミや、リスなどの仲間は、自然と暗いところへ逃げこむように、本能によって決まっているからです。暗い方が、敵から身を隠すのに都合がよいのです。これは、何百万年にもわたって進化してきたネズミが、うまれながらに持っている、生きのこるためのメカニズムだといえます。

しかし、もしもネズミに、明るい場所でアルコールやひとかけらの薬物を何度かあたえると、どうなるでしょうか。次にそのネズミがカゴから放たれたとき、ネズミはアルコールや薬物を求めて自動的に明るい場所へむかうようになります。つまり、ネズミの何百万年もの進化のメカニズムにうち勝つほど、アルコールや薬物の影響力は大きいのです。

この実験は、正常な哺乳類の脳のメカニズムを大きく変えてしまう、アルコールや薬物の影響力の強さを示しています。

つづいて、パブロフ博士が行った、犬を使った有名な実験を紹介しましょう。

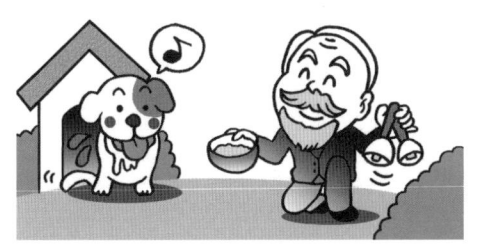

犬にエサを見せたりにおいをかがせると，脳が反応してよだれをたらします。パブロフ博士は，犬にエサを与えるときに，いつもベルを鳴らすようにしました。

しばらくしてから，パブロフ博士はその犬に，エサはあげずにベルの音だけを聞かせました。すると，その犬はベルの音を聞いただけでよだれをたらしたのです。ベルの音をきっかけ（引き金）として，エサがもらえるはずだと自動的に反応するようになったのです。脳のなかでこのような結びつき（ベルの音→エサ）がいったんできあがってしまうと，どんな犬でも，ベルの音を聞くだけでよだれを流すようになってしまいます。

人間の場合も全く同じです。犬がエサを見てよだれを流すのと同じように，みなさんもおいしい食べ物を見ると，ツバが出たり，「食べたい！」と思ったりすることでしょう。アルコールや薬物のよさを知っている人は，アルコールや薬物を目の前にすると，脳や体が反応し，「やりたい！ほしい！」という欲求がうまれます。

さて，ではＡさんが，いつも自分の車のなかで薬物を使っていたとしたらどうなるでしょうか。おそらくＡさんの脳のなかには，自分の車のなか→薬物という結びつきができあがっており，車に乗ると自動的に薬物のことが連想されるようになってしまっているでしょう。これは，エサと一緒に鳴っていたベルの音と同じ現象です。

このように，アルコールや薬物が直接目の前になくても，アルコールや薬物を使うことと関係のある刺激（たとえば，いつも使っていた場所，一緒に使っていた人，使うときによく聞いていた音楽，などなど）と出会うだけで脳や体は自動的に反応し，欲求が生じます。思い出してください。犬はエサの時間にいつもベルの音がなっていると，ベルの音だけでエサのことを考えてよだれを流すようになっていたはずです。

このような，アルコールや薬物を使うことと関係の深い刺激のことを**「引き金」**といいます。引き金と出会うと，自然と脳が反応してしまうのです。

● 引き金→考え→欲求→使用

くり返しになりますが，パブロフの犬は，「引き金」である「ベルの音」を聞くと，自動的によだれが出て，「エサだ！食べたい！」と欲求が高まります。同じように，人間もアルコールや薬物と結びついた刺激（引き金）と出会うと，自分では気づかなくても，脳や体は自動的に反応して（心拍数が上がったり，脳の血流が増えたりします），欲求が高まって使用へといたってしまいます。こうした流れを変えていくためには，まず，自分の場合はどんな刺激が引き金となっているかをよく知る必要があります。ずっと薬物やアルコールを

使用していると，いろんな場所，人，場面，状況で使いたくなります。たとえば，「仕事が終わった」「ひとりになった」「いつもの仲間が使っている」「いつも使っている時間になった」などがあるかもしれません。

自分にとっての引き金はどのようなものがあるか，ふりかえって整理してみましょう。

引き金と出会ったときの反応

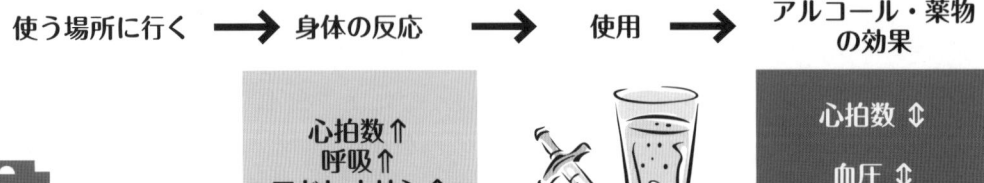

Q1 あなたは，これまでに，どんなときにアルコールや薬物を使っていましたか？あるいは，どんなときに使いたいなという欲求が強くなりましたか？

- 何曜日？ 何時ころ？：
- なにをしているとき？：

- 誰かといっしょ？ ひとりのとき？：
- どんな気分のとき？：

Q2 現在の生活のなかで，アルコールや薬物をほしいと思うのはどんなときでしょうか？

Q3 もう少しくわしく考えてみましょう。たとえば，仕事の後や，さびしい時に飲む（使う）ことが多かったという人も，仕事の後でも飲まなかったことや，さびしいけれど飲まなかったことはありませんか。飲みたい（使いたい）ときとそうでもないときとの違いには，どんなことがありそうですか？（状況，体や心の状態など）

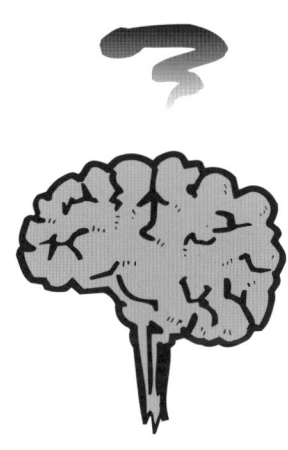

年　　月　　日

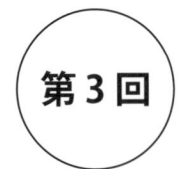

引き金と欲求（2）

● アルコール・薬物はあなたの脳に影響します

　ネズミの実験を思い出してみてください。アルコールや薬物は,「本能」を変えてしまうほどに, 大きな影響力をもっています。ですから, アルコールや薬物をやめるためには,**「決心する」「意志をかたく持つ」**だけでは不十分です。やめようとする気持ちは, ただちに行動の変化として実行にうつさなければなりません。どのように行動にうつしたらよいかというと, たとえば, 以下の①から③ようなことがあります。

---
　①日常の生活の習慣をかえる
　②安全な生活スケジュールにしたがって生活する
　③引き金を避ける

---

　①から③のくわしい内容は今後のセッションで学んでいくこととして, まずは, アルコールや薬物のことが頭に浮かんでしまったとき, 欲求がたかまってしまったときに, すぐに使える対策を勉強しておきましょう。

● 引き金→考え→欲求→使用

　もしもあなたがなんらかの引き金に刺激され, 自分でも自覚しないままにアルコール・薬物のことを考えはじめてしまったならば, そのときにはもう欲求は生じているといってよいでしょう。右のイラストを見てください。ほうっておけば, どんどん使いたい気持ちは大きくなってしまいます。
　アルコールや薬物のことを考え続けたり, 欲求がふくらんでいくのにストップをかけるには, どうしたらいいでしょうか？　実は, これには少々の努力が必要です。ストップをかけ

るための努力をしないということは、アルコール・薬物を使うことをみずから選んだことと同じです。

『アルコール・薬物を使おうかどうしようか』などと迷っている時間はありません。『ヤバイ！』と思った瞬間に、できるだけ早く考えを打ち消さないと、再使用してしまいます。

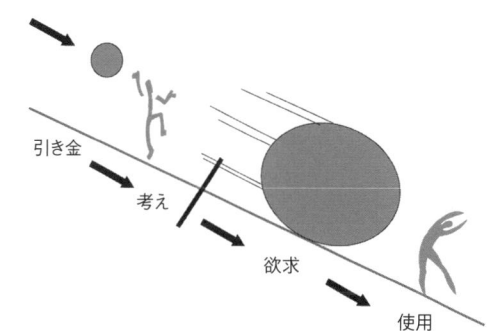

● 思考ストップ法

いちばん大切なのは、使いたい気持ちがなるべく起こらないように、できるだけ**引き金を避ける**ことです。しかし、自分にとっての引き金が何かをきちんと理解するまでには少々時間がかかりますし、いつも引き金を避けることができるとはかぎりません。

もしも、あなたが引き金に出会ってしまい、アルコール・薬物のことを考えはじめたら、すぐに考えるのをやめるようにしましょう。できるだけ早くやめることが大事です。そのための方法をいくつか紹介しますので、ぜひ試してみてください。

【思考ストップのテクニック】

(1) 目に見えるように想像する

頭のなかに、レバーかスイッチの映像を思いうかべてください。あなたがそのスイッチを「オン」から「オフ」に入れかえるところをイメージしてください。そして、「オフ」にしたら、アルコールや薬物に関する考えをうち消して、何か別のことを考えたり、別の映像を浮かべたりするようにします。アルコールや薬物に関する考えが浮かんでくるたびに、「スイッチ」を切っていくのです。

さあ、練習です。いま、頭のなかに自分なりの「スイッチ」を思いうかべてみてください。

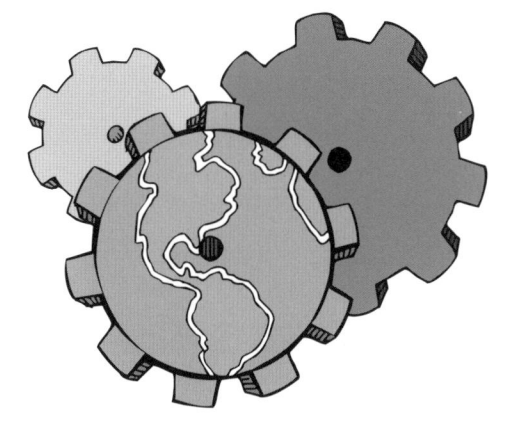

(2) 輪ゴムパッチン

手首に輪ゴムを巻いてください。アルコールや薬物についての考えが出てくるたびに輪ゴムをはじいて、"やめ！"と言って、別のことを考えてみて下さい。ふだんから、こういった場合に考える別のことのリストを用意しておくとよいでしょう。
　◇翌日の予定
　◇心配してくれる家族のこと
　◇昨夜の晩ごはん
　◇単純に、「今日一日は考えない、また明日になったら考えよう」

(3) リラクゼーション

ゆっくり腹式呼吸をしてください。息を吸うときにお腹をふくらませ、お腹をへこませながら息を吐きます。慣れなくてどうしても腹式呼吸が難しい時は、普通に深呼吸するだけでも効果はあります。吐く時間を吸う時間の3倍くらいにして、最後まで吐ききるようにしてください。それを3回くりかえしてください。

(4) 誰かと話す，誰かを呼び出す

電話やメールをすることも有効です。相談しやすい人の電話番号のリストを、あらかじめ手帳にひかえておくといいですね。アルコールや薬物をやめようとしていることに理解のある相手（「飲みたくなった」とか「クスリをやりたくなった」と告白しても怒ったり、ふきげんになったりしない人）であれば、より相談しやすいでしょう。

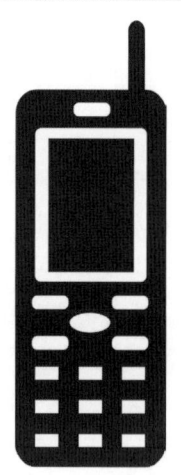

● 新しい順序と流れ

回復するためには、引き金→アルコール・薬物使用という順序を変えなくてはなりません。思考ストップ法は、この順序を断ち切るための手段のひとつです。再使用を防ぐための方法を、これからもっと学んでいきましょう。

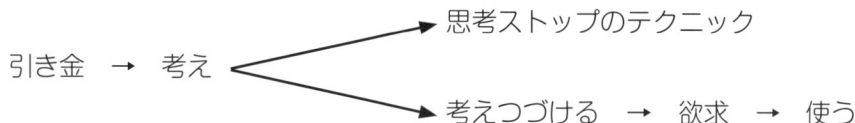

**考えがどんどん発展して，
欲求になるまでほっておくことは，アルコールや薬物の問題を抱えたまま
——ということは，たとえば暴力のリスクも高いまま——
でいることを選んだのと同じことです。**

Q1
これまで，自分ではアルコールや薬物を「使わないでおこう」と思っているのに，「うっかり飲んでしまった（使ってしまった）」という経験はありましたか？ それはどんなときだったか，飲んでしまった敗因はなんであったか，例をあげてみてください。

Q2
これまでの生活のなかで，「アルコールや薬物がほしい」という考えを打ち消すのに成功したことはありますか？ そのとき，どんな方法で成功しましたか？

Q3 今後，あなたが使えそうな思考ストップのテクニックはどんなものですか？（テキストにのっている以外にも，よい方法を思いついたらぜひ書いてください。）

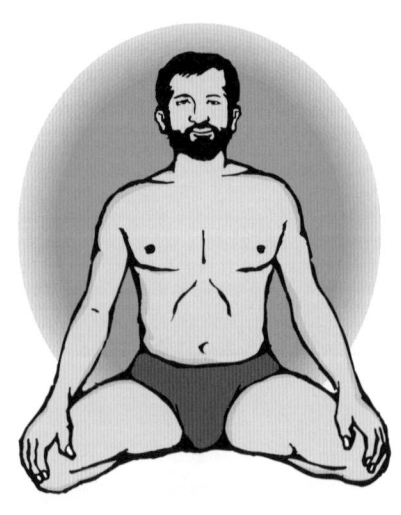

年　　月　　日

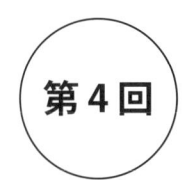

精神障害とアルコール・薬物乱用

● 重複障害ってなに？

　統合失調症や躁うつ病などの精神障害を持っている人が，アルコールや薬物を乱用することはめずらしいことではありません。
　最初に統合失調症や躁うつ病が発病し，その後にアルコールや薬物の乱用がはじまる人もいますし，それとは反対に，アルコールや薬物を使っているうちに，その後遺症として統合失調症や躁うつ病が発病することもあります。
　いずれにしても，ひとりの患者さんに，統合失調症や躁うつ病などの精神障害とアルコール・薬物乱用という2つの問題が同時に存在することを，「重複障害」と呼びます。

● 精神障害の人がアルコールや薬物を乱用すると……

　さて，統合失調症や躁うつ病などの精神障害は，不安感，イライラ感，不眠症をもたらし，幻聴・幻覚や妄想を生じることもあります。いずれも本人にとってはとても不愉快でつらい症状です。
　こうしたつらい症状を自分なりになんとかやわらげようとして，アルコールや治療薬ではない薬物を使う人がいます。アルコールやダウナー系の薬物（シンナーやマリファナ）は一時的にこれらのつらい症状をやわらげてくれますが，その「酔い」が覚めた後には，かえって前よりもつらさが増していることも少なくありません。また，眠るためやいやなことを忘れるためにアルコールを飲んでいると，最終的には不眠症やうつ状態も悪化してしまいます。
　なんとかして仕事のやる気を出させようとしたり，外出するときの緊張感や対人恐怖症をやわらげようとして，大量のカフェインや覚せい剤などを使う人もいます。これによって

一時的には，やる気が出たり，緊張や不安なしに人前に出たりできるようになるかもしれません。しかし，本当にこれは短いあいだの話です。結局は，幻聴・幻覚や妄想を悪化させるばかりか，クスリの効果がきれた後，よけいに体がだるくなったり，気分がいっそう落ち込んでしまったりします。

● 精神障害の人がアルコールや薬物を乱用すると，こんなことが起こります。

- 幻聴・幻覚や妄想が再発します
- 不眠，うつ状態，躁状態などの精神障害の症状が悪化します
- 自殺の危険が高まります
- 治療薬の効果が低下します
- 治療薬の服薬が不規則になって，服薬しないことが多くなってしまいます
- 通院の予約やデイケア・作業所に行く約束をすっぽかすことが多くなり，生活が乱れがちになります
- 判断力がにぶってしまい，治療を放りだして，アルコールや薬物にお金をつぎ込み，経済的に破綻してしまいます
- 自分の衝動をうまくコントロールできなくなってしまい，他人や自分を傷つける行動をくりかえしてしまいます

● 重複障害（統合失調症＋アルコール・薬物乱用）の患者さんはこんなことをいっていました

Aさん 「よい気分になりたくてマリファナを吸っていた。吸うと頭がぼぉーっとしてとてもいい気分になったが，そのうち幻聴がひどくなってきて，まわりの人が自分を見張っているような『勘ぐり』が出てきた。結局，マリファナを使っているうちに病気がひどくなって入院してしまった」

Bさん 「ビールを飲むとイライラがおさまって気分が落ちつく気がした。だから，そのうちビールを飲んでいれば大丈夫かなと思って，治療薬をきちんと飲まなくなってしまった。しばらくして病気が再発して家で暴れてしまい，再入院することになってしまった」

Cさん 「はやく社会復帰して，人並みに仕事をしたいと思った。でも，自分はいつも体

がだるくて疲れやすかったから，元気を出そうと思って覚せい剤をやった。最初のうちはうまくいった気がした。でも，やがて幻聴が悪化して，『自分の悪口を言われている』と勘違いして，見知らぬ通行人をいきなり殴ってしまった」

Dさん 「病気になってから人前に出るのが怖くなって，友だちがいなくなってしまった。ひとりぼっちになるのが嫌で，昔つきあっていた悪い仲間と会うようになった。みんながアルコールを飲んでいたから，自分もひとりだけ飲まないと，『仲間』と思ってもらえないと思って，誘われても断らないで一緒に飲んだ。でも，そのうちに不眠症やイライラが強くなって，もっとたくさん飲まないといられなくなってしまった。そんな生活を送っていたら，いつの間にか死にたい気持ちが強くなり，手首を切ってしまった」

> 精神障害を抱えている人は，そうでない人に比べると，ずっとアルコールや薬物の依存症になりやすいことが知られています。精神障害の人のなかには，アルコールや薬物を使うと一時的に気持ちが楽になる，あるいは，孤立しないですむと考えている人もいますが，最終的には自分の病気を悪化させて，せっかくの安定した生活が台無しになってしまうことが少なくありません。
>
> アルコールや薬物の乱用をする精神障害の人は，自分の精神状態がつらいときに，誰にも相談せずに，自分一人で抱えこんで，アルコールや薬物で解決しようとする傾向があります。精神障害の症状が悪化したときには，自分だけでなんとかしようとせずに，あなたを担当している医療スタッフに相談しましょう。

Q1 あなたの精神障害（アルコール・薬物依存症以外の）の主な症状は，どのようなものですか？

Q2 あなたは，自分の精神障害の症状（幻聴，イライラ，不安など）をやわらげるために，アルコールや薬物をつかったことがありますか？ どのような症状に対し，どんな種類の薬物を使っていましたか？

どんな症状？

どんな薬物？

Q3 アルコールや薬物の乱用をすることで，あなたの生活や精神障害の治療にどのような影響がありましたか？（例：服薬が不規則になった，病院に通わなくなってしまった）

年　月　日

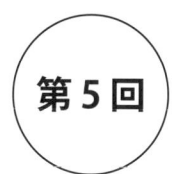

アルコール・薬物となじみ深いものとお別れしよう

● アルコール・薬物となじみのあるもの

　いちばんひどくアルコールや薬物を使っていたとき，あなたはどんな道具を用いてアルコールや薬物を使用していましたか？　たとえば，どんなグラスにお酒を注ぎ，どんなおつまみと一緒にアルコールを飲んでいたでしょうか？　あるいは，あなたは，どんな場所で，どんな服装で，どんな音楽を聴きながら，どんな行動をしながら，アルコールや薬物を使っていましたか？

　アメリカにあるＮＩＤＡ（国立薬物乱用研究所）の研究によれば，**アルコールや薬物をやめて何年か経過した人に，アルコールや薬物を使うときによく使っていた道具（グラス，おつまみ，注射器など）を見せると，ただそれだけで脳の一部分が活性化する**そうです。一方，アルコールや薬物を使ったことのない人に同じ道具を見せても，脳の活性化はまったく起こりません。

　アルコールや薬物を摂取するときに使っていた道具，場所，音楽，服装は，脳のなかでアルコールや薬物とセットになって記憶されているため，見ただけ，聞いただけで脳が反応してしまうのです。ちょうど「犬にとってのベルの音」と同じ意味をもっているわけです。だから，アルコールや薬物を摂取するときに使っていた道具，場所，音楽，服装は，「引き金」としてアルコールや薬物をふたたび使ってしまう可能性を高めてしまいます。

Q1 あなたがアルコールや薬物を使っていたとき，どんな場所で，どんな道具を使って，どんな服を着て，どんな行動をしながら，どんな音楽を聴きながら，アルコールや薬物を使っていることが多かったですか？

場所：
道具：
服装：
行動：
音楽：

Q2 Q1の答えを見ながら考えてください。これからアルコール・薬物なしの生活をするために，あなたはこれまでの生活習慣のどんなところを変えたほうがよいと思いますか？ あるいは，変えられそうですか？

● 自宅の冷蔵庫のなかに何が入っていましたか？

　暑い夏の日，あなたは喉をからからにして仕事から帰ってきたとします。今日一日たくさん汗を流していっしょうけんめい働いて，もうくたくたです。われながらよくがんばったと思うことでしょう。ここはひとつ，自分に何かごほうびをあげたいところです。
　あなたは自宅の冷蔵庫を開けることでしょう。すると，キンキンに冷えた缶ビールが何本も入っていたとしましょう。思わず，ごくりと喉が鳴ってしまうのではないでしょうか？ こんなとき，あなたはビールを飲むのを我慢する自信がありますか？ もちろん，喉が渇いているのなら，水道の蛇口をひねり，水を飲めばいいのかもしれません。でも，暑い夏の日でとても喉がかわいているときに，生ぬるい水道水とキンキンに冷えたビールを比べたら，多くの人にとって，もう答えは決まっているのではないでしょうか？
　アルコールを飲まないようにするためには，自宅にアルコール飲料をおいておかないよ

うにすることが大切です。特に，冷蔵庫にはぜったいビールを入れておいてはいけません。ビールの代わりに麦茶やお茶を冷やして入れておきましょう。コーラなどの刺激の強い炭酸飲料でもよいでしょう。

喉の渇きがおさまったとき，あなたは，自分が思っていたほど，ビールを飲みたかったわけではないことに気づくはずです。

Q3 あなたの自宅の冷蔵庫には，いつもどんな飲み物が入っていましたか？また，アルコール飲料は，自宅のどこにどれくらい置いてありましたか？

冷蔵庫のなか：
アルコール飲料はどこにどれくらい？：

● 新しい自宅の環境を整えましょう

　アルコール・薬物なしの新しい生活をはじめるためには，自宅の環境を整えることが大切です。冷蔵庫の中身をかえることは，そうした環境整備の，ほんの一例です。たとえば，いつもウィスキーを飲むのに使っていたグラス，ワインの栓をあける道具，古いビール券などを処分することは大切です。

　それから，生活習慣にも注意をしましょう。アルコールを飲むといつも万年床になってしまいがちな人は，毎朝，布団を片づける癖をつけましょう。深夜にアルコールや薬物を使っていた人は，夜ふかしをやめてみましょう。

　覚せい剤や大麻などの薬物を使っていた人は，持っている薬物をすべて捨ててしまうべきです。長いこと覚せい剤を使っていた人の場合，自宅のあちらこちらに覚せい剤を隠していることが多く，それでいて，自分でどこに隠したか忘れてしまっていることがあります。あなたの家の机の引き出しの奥，押し入れの隅，車のダッシュボードのなかなどは大丈夫ですか？　天井裏はどうでしょうか？

　そうした場所に，酒瓶，少量の覚せい剤の粉末や結晶，注射器，ガラスパイプを置いておくことは，とても危険です。たとえ，あなたが「おれはたしかに決心したんだ！」「問題なんかない！」「意志の強さがあるから大丈夫だ」ということを証明するためであったとしても，賢いやり方ではありません。なぜなら，これらはすべて引き金としてはたらき，あなたの脳を刺激することになるからです。

　これから新しい住まいを探そうと思っている人は，近くに歓楽街，酒屋，居酒屋，あるい

は，お酒の自動販売機がない場所を選んでみてはいかがでしょうか？　どうしてもそのような場所が見つけられない場合には，抗酒剤（p84，第19回参照）を服用することがぜったいに必要だと思います。

　ここにあげたものはいずれも，アルコールや薬物に対する強い欲求を引き起こす「引き金」となります。引き金からはじまる欲求のプロセスをできるだけ早い段階でやめることが，再発予防の一番大きな課題です。

> **Q4** あなたが今すんでいる家や寮（もしもあなたが入院中であるならば，退院後に住む予定の場所）の近くには，どんなお店がありますか？　また，部屋の環境は，どのように整える必要がありそうですか？

　家の近くにあるお店：

　部屋の環境で整える必要があること：

年　　月　　日

第6回

アルコール・薬物のある生活からの回復段階──最初の1年間

「回復のどの段階にいるか」ということを考えながら，自分の回復をすすめていくことはとても大事なことです。

　アルコールや薬物を習慣的に使っていた人は，アルコール・薬物なしの生活を送る最初の1年間，5つの段階を経験すると考えられています。入院中の方や刑務所等の施設に入っている方の場合は，強制的に使えない環境に置かれている入院・入所期間はカウントせず，地域生活をはじめてからの1年間だと考えてください。

　アルコールや薬物に「酔う」ことで，「嫌なこと」「心配事」「不安・焦り」をまぎらわせる習慣があった人は，新しい生活をはじめるなかで，さまざまな心と体の変化を体験します。ここで述べる各段階は，そうした変化と関係しています。そして，それぞれの回復の段階には，特徴的なスリップ（再使用）の危機があります。

● ステージ1：緊張期（0～14日）

　アルコールや薬物をやめて最初の2週間ほどのあいだ，多くの人は，「しんどい体験」をします。アルコールや薬物を長く使っていたことによるダメージのために，体はとても疲れきった感じがすることでしょう。なかには本当に病気になって寝込んでしまう人もいるほどです。人によっては「むちゃ食い」や「勘ぐり」が激しくなったりするかもしれません。入院していた方の場合，新しい環境，新しい病院，新しい住居，新しい主治医や担当の援助者など，「新しさ」に慣れるのにまずひと苦労することでしょう。また，とても気疲れしやすく，ささいなこともストレスと感じやすい時期でもあります。ちょっとした心配事も不眠の原因となりますし，孤独感や心細さをおぼえることもあるでしょう。退院してまだ日が浅く，緊張をしていることもあり，退院のときに心から「アルコールや薬物なしの生活を送ろ

う」と決意した人ならば，この時期にいきなりアルコールや薬物を使うことは少ないと思います。ただ，ささいな心配事から不眠となった場合には，「ここで一杯飲めたらなあ」と考えてしまうことはありえます。不眠があったら，すぐに主治医に相談しましょう。相談しないでそのままにしておくと，アルコールや薬物を使ってしまう原因になるかもしれません。

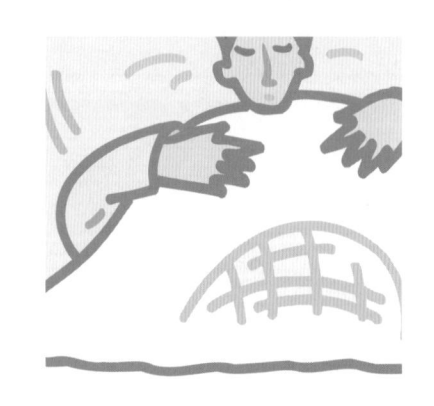

　この時期に大切なのは，「無理をしないこと」「十分に休息をとること」「生活のリズムを作ること」です。

● ステージ2：ハネムーン期（15～90日目）

　離脱期をすぎると，体が元気になって"よい気分"になります。しかし，いい気持ちになり，「もう大丈夫だ」「もう自分はアルコールやドラッグなしでやっていける」と自信を持ちすぎると再び使ってしまう危険性が高くなります。

　退院した方の場合も，新しい環境にもなれてきて，入院生活にはない自由さを満喫できるようになります。多くの患者さんは入院中よりも生き生きとして見えますし，実際，"いい気分"になります。しかし，やはり，いい気持ちになり，自信を持ちすぎてしまうと，再使用の危険が高まってしまいます。この時期に患者さんたちの頭のなかに浮かんでくる考えは，「たまには一杯くらいいいかな」というものです。注意しましょう。

　この比較的元気な時期には，この後やってくる「『壁』期」に備えて，自分の回復に役立つものが何かを見つけておきましょう。 回復に役立つものとしては，新しい生活のスケジュールを立てたり，病院の治療プログラムに参加したりするだけでなく，A.A. や N.A.，あるいは**断酒会**といった「自助グループ」（アルコールや薬物をやめることを目指す人たち同士があつまったグループ）に顔を出すことなどが含まれます。

● ステージ3：『壁』期（91～180日目）

　薬物やアルコールをやめて3カ月くらいたつと，やめられていることを嬉しく感じて心や体がよい気分でいられる時期をすぎ，壁にぶつかるつらい時期がやってきます。この時期の特徴は，「退屈さ」です。アルコール・薬物を使用していた時期の楽しくて刺激的な生活を思い出すことが多くなります。そうした生活へのなつかしさから，自分でも気づかないうちに，アルコールや薬物に対する強い欲求があらわれてしまうこともあります。なんとなく薬物を使うことを考えてみたり，「つまらないなぁ」「ヒマだなぁ」「退屈だなぁ」と感じたり，「うつ」になったりします。

　周囲のアドバイスに素直に従いたくない気持ちも出てきます。アルコールや薬物のことを

あれこれと忠告する周囲の声が,「うるさく」あるいは「わずらわしく」感じられることも多くなってきます。「抗酒剤」を飲んでいる患者さんの場合には,「もう抗酒剤飲まなくても大丈夫かなあ」などと考えはじめることが多いです。

「退屈さ」と「さびしさ」の区別がつきにくい時期でもあります。周囲の異性のことが気になったり,「恋人が欲しいなあ」と考えたりするようになる人もいます。そうした気持ちから,歓楽街や居酒屋などのにぎやかな場所に行きたいという気持ちが強くなります。

この時期に,ふたたび薬物やアルコールを使い始めてしまう人は少なくありません。この『壁』の時期を乗り越えていくキーポイントは,アルコールや薬物なしで過ごす時間をもっと活発な内容で埋めていくことです。まず,すでに参加している A.A. や N.A.（人によっては断酒会やダルクでもいいです）に参加する回数を増やしましょう。それ以外の時間には,運動や散歩などの規則的に身体を動かす活動を加えてみるとよいでしょう。

● ステージ4：適応期（181〜270日目）

アルコール・薬物なしの生活をはじめて6カ月くらいすると,適応期がやってきます。この頃になると,退屈さが少しずつなくなり,『壁』の時期に見られたアルコールや薬物への欲求も減ってきます。

身体も,アルコール・薬物なしですごすことに慣れてきます。この段階は,「アルコール・薬物なしでどのように生きるべきか」という問題を考えはじめる時期です。

● ステージ5：解決期（271〜365日目）

解決期に入るころには,あなたには,アルコール・薬物の問題がはるか遠い昔のことのように感じられてきます。しかし,油断は禁物です。この新しい「しらふ」の生活の長さは,まだまだアルコールや薬物を使っていた期間よりも短いのではないでしょうか？ アルコール・薬物なしの生活を維持するためのメンテナンス治療を続けることが大切です。規則正しく,バランスのとれた生活をこころがけることも重要です。運動すること,朝昼晩としっかり食事をとること,休息をとることなどを,スケジュールに組み込んでください。

それから,この時期には,「そろそろ少しずつでもいいから仕事をはじめたい」という方もいることでしょう。たしかにこの時期は仕事をはじめるにはよい時期だと思います。しかし,そのような方の場合には,この時期でも『壁』期とおなじ心構えで注意をして下さい。仕事を始めるようになると,お酒の席の誘いも多くなりますし,自由になるお金も手に入ります。また,身体の疲れと気疲れから自分でも気づかないうちに,アルコールや薬物に対する欲求が高まってしまうこともあります。

この時期に,A.A. や N.A. といった自助グループに参加することで,5〜10年後の将来にもアルコール・薬物なしで生活できる可能性が高まります。

● 自分の『壁』の症状をきちんと理解しよう

　個人差はありますが，退院してアルコール・薬物なしの生活をはじめて 3～6 カ月目のあいだになると，多くの人が『壁』の時期を経験します。『壁』は，アルコール・薬物の離脱に関係する身体の症状ではありません。長年，アルコールや薬物で「心のうさ」を晴らしてきたことと関係する心の症状です。ですから，『壁』の症状は，主に物の考え方や感じ方といった心理面・行動面にでてきます。

　自分が『壁』の時期にいるのかもしれないと認識し，自覚することが大切です。そして，アルコール・薬物を使わない状態を維持するための方法を考える必要があります。

　『壁』の時期には，気分は落ち込み，ささいなことでイライラしやすいですが，これは回復段階で必ず通らなければならない時期であり，心や身体が少しずつアルコール・薬物から遠のいていることのあかしでもあります。

　『壁』はさまざまなあらわれ方をします。次のページのリストは，さまざまな『壁』のあらわれ方を示したものです。あなたは，アルコールや薬物をやめてみた時期に，何か経験したことがありますか？

【『壁』のリスト】

- □ うつ
- □ 不安
- □ イライラ
- □ エネルギーを失ったように感じる
- □ 気分の変動
- □ デイケアや作業所に行かない
- □ 薬物の欲求
- □ 薬物の使用
- □ アルコールの欲求
- □ アルコールを飲む
- □ 治療を受けたくなくなる
- □ 治療のルールに違反すること
- □ 過去の失敗をくよくよ悩む
- □ 人間関係のトラブル
- □ 治療の約束をキャンセルすること
- □ 治療の約束をすっぽかすこと
- □ 理屈をつけて治療を勝手にやめてしまう
- □ 一般的な物事に関心を失うこと，無関心
- □ 「しらふ」になることのメリットに関心を持たなくなること
- □ 社会的な孤独，ひきこもり
- □ 運動をやめてしまうこと
- □ アルコールや薬物をやめるための努力をしなくなること
- □ アルコール・薬物の引き金に近づく
- □ 他のアルコール・薬物仲間と会うようになる
- □ 希望がないと感じるようになる
- □ 記憶力が悪くなる
- □ 頭がボーとして，考えがあいまいになる

　もしも，あなたが 5 つ以上のものに当てはまるのならば，『壁』期の段階を経験しています。

● 第6回 ● アルコール・薬物のある生活からの回復段階——最初の1年間

Q1 これから先には，あなたの『壁』期には，どんな症状があらわれるような気がしますか？ 前のページのリストを参考にして自分なりに予想できる症状を5つあげてみて下さい。

(1)
(2)
(3)
(4)
(5)

Q2 あなたは，上の質問で答えたような『壁』期の症状が出てきた場合には，どのような方法で対処しますか？

年　　月　　日

第7回

アルコールと薬物を使わない生活を送るために注意すべきこと

● 孤立・ひきこもりは危険です！

　人は誰でも，アルコールや薬物を使う生活をつづけていると，少しずつ，部屋にこもりがちになります。アルコールを飲んでいると，次第に何ごともおっくうになり，外出するのが面倒くさくなります。薬物を使っているときにも，薬物が「キマッタ」状態で自分の趣味や掃除や性的活動に没頭して部屋にこもりきりになったり，自分の空想の世界に入り込んで，外出しなくなる人もいます。なかには「アルコール・薬物を使っていることがバレるのではないか」と勘ぐって，外出を避ける人もいます。最初は仲間と一緒に飲んだり使ったりすることが多かった人も，だんだんと人と接することがおっくうになり，一人で飲んだり使ったりする時間が増えていきます。

　家にひきこもっているときは，「誰も信じられない」，「誰も分かってくれない」と心を閉ざし，気持ちの面でも引きこもってしまいがちです。「もうどうなってもいい」「いっそ死んでもかまわない」と自暴自棄になることもあるかもしれません。そういうときに，つらい気分をやわらげようとしてアルコールや薬物を使用しても，余計に体がだるくなり，ますますひきこもりの傾向が強まるという悪循環にはまってしまうことも多いものです。

　要するに，アルコール・薬物使用がひどくなってくると，人は自分の殻に閉じこもり，行動面でも，気持ちの面でも，ひきこもっている時間が多くなるのです。

　したがって，アルコール・薬物中心の生活から回復するためには，一人で何もせずにいる時間を減らすとともに，人との交流を持つようにしていく必要があります。「家にこもっていたい」「誰にも会いたくない」からといって，そのようにしてしまうと，また以前と同じ

ような生活に舞い戻ってしまいやすくなります。

しかし，だからといって，ただ外に出かけたり人と会ったりすればよいわけではありません。**いきあたりばったりに外出すれば，昔のアルコール・薬物仲間と再び出会ってしまったり，さまざまな「引き金」と遭遇してしまったりする機会を増やすだけとなってしまいます。**

そこで，毎日の生活スケジュールをきちんと計画することが重要なこととなります。病院に通い，自助グループに参加し，仕事や作業所，デイケアに行き，安全な場所に買い物に出かけるといったスケジュールを立て，それを守っていくことが大切です。

もしも，あなたがまわりから離れて「どこにも出かけたくない，何もしたくない」「誰にも会いたくない」という気持ちになってきたときに，そのままにしないでください。とりあえずは行く予定の場所に足をはこんでみたり，主治医や自助グループのスタッフに自分の状態を話してみてください。

Q1 あなたは，アルコール・薬物を使っている時期に，ひきこもっていたことはありますか？ あるとすれば，そのときはどのような状態でしたか？（行動や気持ちの面で）

引きこもっていた ・ 引きこもらなかった

そのときの状態：

Q2 あなたは，いま「部屋にこもっていたい」「何もしたくない」「一人でいたい」という気持ちがありますか？ ある場合は，それはどんな理由からですか？

そうした気持ちが　　　　ある ・ ない

理由：

> **Q3** 今後,なるべく「ひきこもり」に陥らないようにするためには,生活のなかでどんな工夫ができそうですか？「引き金」と出会う心配が少ない,安全な方法を考えてください。

● アルコールや薬物を使う夢について

① 回復初期

　生活習慣を変えることは難しいものです。ダイエット中の人が食べる夢を見たり,禁煙中の人がたばこを吸う夢を見たりすることがあるのと同じように,アルコールや薬物をやめてまもない時期には,「アルコールや薬物を使ってしまう」という夢（ドラッグ・ドリーム）を見ることがあります。これらの夢は,とてもリアルで恐ろしくさえあります。

　これは,正常な回復過程の1つの現れです。昼間運動して体を疲れさせておくと,こうした悪夢の活動を和らげることができます。

② 回復中期

　多くの人の場合には,断酒・断薬6カ月目頃には夢が減ってきます。夢を見たときには,次の日にとても嫌な気持ち,非常に強い感情を引き起こすことがあります。強いアルコール・薬物の夢を見た次の日に,アルコール・薬物を使用しないように注意する必要があります。

　この時期のドラッグ・ドリームは,アルコール・薬物を「使うか・使わないか」いう決断に関するものが多いようです。これは,無意識のうちにあなたのなかで,薬物使用をするかどうかの選択に迷いが生じていることを示しています。

③ 回復後期

　この時期のドラッグ・ドリームはとても大事であり,アルコールや薬物を使う習慣から回復途上にある人にとって,一種の警報や警告の役割があります。アルコール・薬物使用の夢が突然現れることは,最近の生活状況になんらかの問題があることを意味しており,夢を見ている人はふだんよりも再使用の可能性が高い状態にあると考えられます。

　この場合,あなたが現在置かれている状況をよく考え,もしも何か問題が見つかったなら

● 第7回 ● アルコール・薬物を使わない生活を送るために注意すべきこと

ばそれに対処することが重要です。以下のリストを参考にしてください。

1. 運動
2. A.A.／N.A.に参加
3. 援助者に電話して相談する
4. 薬物などを使っていない仲間と話す
5. 休暇や休憩をとる
6. 薬物やアルコールから離れる

アルコール・薬物使用の警報のサインはほんのわずかです。
　もし，あなたがそれに遭遇したら，決して見すごしてはいけません。

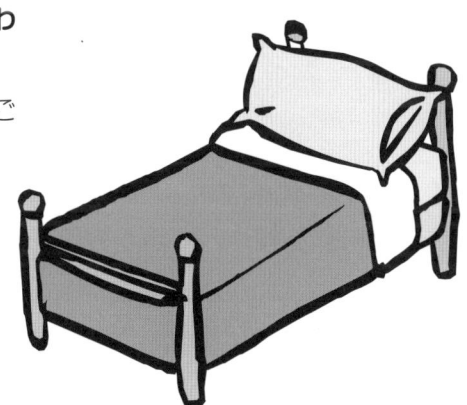

> **Q4** あなたはこれまでに，「ドラッグ・ドリーム」を見たことがありますか？ また，最近は「ドラッグ・ドリーム」を見たことがありますか？ もしも，最近見たことがあるならば，その夢にはいったいどのような意味があったと思いますか？

これまで見たことが　　　　　ある　　・　　ない

最近見たことが　　　　　　　ある　　・　　ない

その意味：

年　　月　　日

第8回

これからの生活の
スケジュールを立ててみよう

● **なぜスケジュールが大切なの？**

　「スケジュールを立てる」ことは，薬物やアルコールを使わないで一日をすごすためにとても役立ちます。薬物やアルコールをやめてまもないとき，「何もすることがない時間」はとても危険です。暇な時間ができると，つい薬物やアルコールのことを考えてしまうようになり，実際に使ってしまう危険性が高まります。また，スケジュールを立てることにより，引き金に出会う可能性の高い予定は前もって避けたり，対策を立てたりすることができます。その日一日が自分にとって安全な一日となるようにスケジュールを作り，その通りに過ごすことは，しらふで過ごす日を引きのばしていくためのよい方法の1つです。

　スケジュールを作るにあたっては，「これだったら何とか実行できそうだ」と思う現実的なスケジュールにする必要があります。仕事や約束事と同じように，趣味や休息の時間も計画にふくめてください。スケジュールを作る目的は，「危険な時間」や「何もすることがない時間」をなくすことにあり，そのために前もってあなたの行動を念入りに計画しておくわけです。週末の夜にクラブ遊びをして薬物を使うことが多かった人は，その時間に薬物とは縁のない友達との約束をいれておくなど，より安全な過ごし方ができるようにスケジュールを立てましょう。回復の第一歩は，アルコールや薬物の使用につながるような行動を避けることからはじまります。

　わざわざスケジュールを作ってそれを実

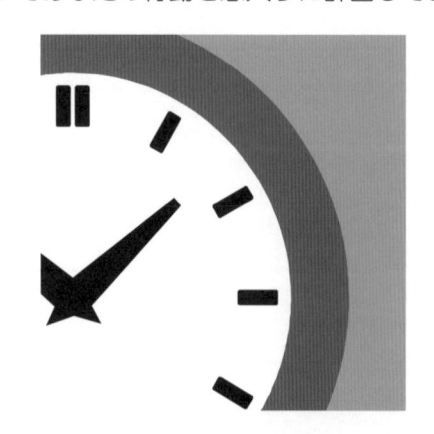

第8回 これからの生活のスケジュールを立ててみよう

行するのは少しばかげているように思えるかもしれません。でもこれは，アルコールや薬物をやめ続けるための最初の取り組みとして，とても大事なことの1つです。毎日同じ時間に次の日のスケジュールを立て，それをなるべく実行する習慣を身につけましょう。

　スケジュールを変更する場合は，それが再使用に関係するような危険な行動ではないかよく考えてください。あなたのスケジュールは，あなた自身をアルコールや薬物から守ってくれるものであることを深く心にとめてください。

　スケジュールは頭で考えるだけでなく，必ず表に書くようにしましょう。頭のなかで作ったスケジュールは簡単に頭のなかで書きかえられてしまいます。しかし，紙に書きとめておけば，前もって考えておいたスケジュール表にしたがって，あなたが「やるべきこと」を行うことができます。

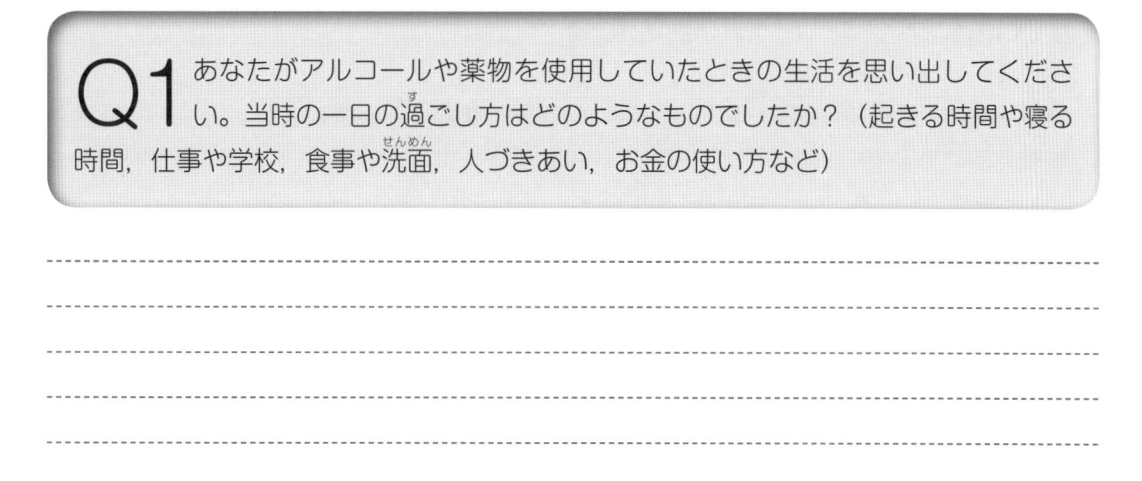

> **Q1** あなたがアルコールや薬物を使用していたときの生活を思い出してください。当時の一日の過ごし方はどのようなものでしたか？（起きる時間や寝る時間，仕事や学校，食事や洗面，人づきあい，お金の使い方など）

　退院後には，アルコールや薬物を使用していたころとは違う，安全で健康な生活を送ることが大切です。そのためには，一日が安全かつ健康的なものとなるようにスケジュールを立て，その通りに生活することが非常に重要になってきます。

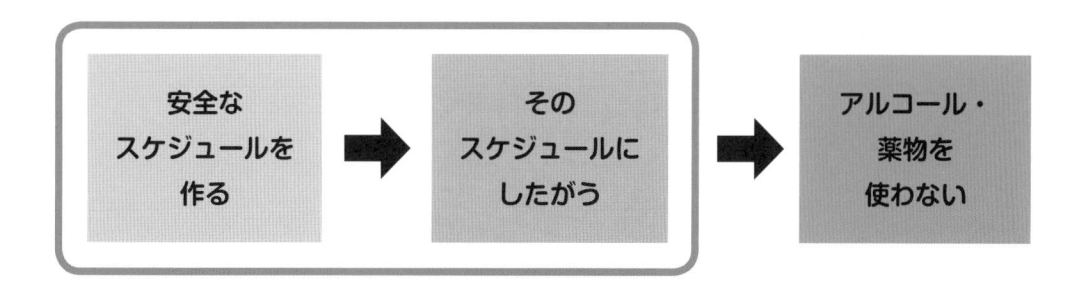

安全なスケジュールを作る ➡ そのスケジュールにしたがう ➡ アルコール・薬物を使わない

　「スケジュールを立てる」という行動は，あなたの回復のバロメーターです。あなたが自分自身でスケジュールを作り，それを守っている間は，きっとアルコールや薬物を使わないで

いられることでしょう。

　スケジュールのなかに空いている時間を作ったり，2，3日スケジュールを作らなかったり，危険だとわかっている予定に何も対処しなかったりした場合などは「黄色信号」で「トラブルがせまっている」といえるかもしれません。そんなときには，主治医や相談にのってくれる援助者，生活保護のワーカー，一緒にやめている仲間などにすぐに助けを求めるべきです。

　あなたが自分で書いたスケジュールを自分でこなす，つまり，「自分自身の人生をコントロールする能力を身につけた」といえるようになるまでは，そのスケジュールは必ずだれかに見てもらってください。これから先の1年間，アルコールや薬物をやめているあいだは，とにかく，こうした取り組みをつづけてみることが大切です。

● 実際にスケジュールを立てる

　いくつかの生活パターンを想像して，スケジュールを立ててみましょう。
　たとえば，
　　・仕事や学校，作業所・デイケアにいく日
　　・病院に行く日
　　・何も予定がない日（休日など）
　いろいろな生活のパターンがあります。その他にも，あなたの具体的な一日の生活についてスケジュールを，次のページに作ってみましょう。

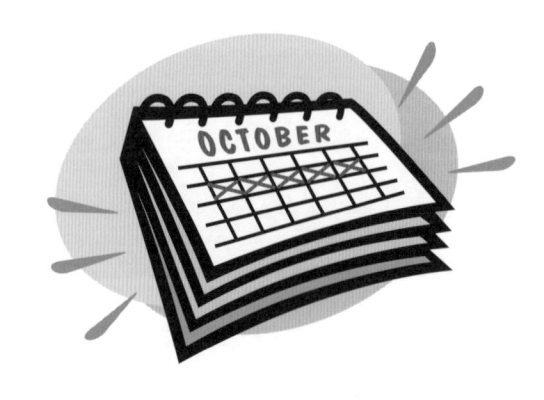

【わたしのスケジュール表】

月　日		月　日		月　日	
(　　　　の日)		(　　　　の日)		(　　　　　　)	
6：00		6：00		6：00	
7：00		7：00		7：00	
8：00		8：00		8：00	
9：00		9：00		9：00	
10：00		10：00		10：00	
11：00		11：00		11：00	
12：00		12：00		12：00	
13：00		13：00		13：00	
14：00		14：00		14：00	
15：00		15：00		15：00	
16：00		16：00		16：00	
17：00		17：00		17：00	
18：00		18：00		18：00	
19：00		19：00		19：00	
20：00		20：00		20：00	
21：00		21：00		21：00	
22：00		22：00		22：00	
23：00		23：00		23：00	
24：00		24：00		24：00	
1：00		1：00		1：00	
2：00		2：00		2：00	

● カレンダーと達成マーク

　自分が回復過程のどの時点にいるのかを知っておくことは，あなた自身にとっても，担当スタッフにとっても，大切なことです。あなたの進行状況のカレンダーを作ることはいろいろな点で役に立ちます。

> 1) あなたが回復段階のどの時点にいるのかがわかります。
> 2) 「しらふ」でいられた日数を確認することは，あなたの自信につながります。
> 3) 回復が，一日一日積みかさなっているのが確認できないと，アルコール・薬物から離れている生活がとても長く感じられてしまうものです。

　スタンプやシールなどを使って，アルコールやアルコール・薬物なしですごせた日を記録していきましょう。
　あなたが定期的に「しらふ」でいられた日を記録していくことで，あなた自身や担当スタッフ・地域の援助者が回復の進み具合をより簡単に確認することができます。

　スケジュール帳を持っていない人は，今日にでもさっそく用意しましょう！

年　　月　　日

第9回
合法ドラッグとしてのアルコール

　ある研究によれば，覚せい剤をやめていた人が，ふたたび覚せい剤に手を出してしまう**きっかけの90％近くが，アルコールを飲んで「ほろ酔い」になっているとき**だといいます。つまり，**アルコールは，覚せい剤を使ってしまう強力な引き金**なのです。また，**アルコールは，覚せい剤の後遺症である幻聴・妄想・『勘ぐり』の回復を遅らせます**。同じことは，マリファナをはじめとする，覚せい剤とは薬理作用の異なる薬物についてもいえます。

　したがって，覚せい剤をやめつづけるためには，アルコールを飲んだりマリファナを吸ったりすることもやめなくてはなりません。けれども，多くの患者さんにとって，アルコールをやめることは，大変むずかしいことです。その理由はいくつかあります。

（1）アルコールを飲んでしまう引き金は，いたるところに存在します。お酒を飲んでいる人と出会うことなく，社会生活を送るのはなかなかむずかしいものです。

Q1　あなたは，お酒をまったく飲まない友達がいますか？

飲まない友人が　（　　　）人くらいいる　・　まったくいない。
どんな友達？

（2）アルコールを飲むと，不安やうつ，あるいは不眠といった問題が一時的にはやわらぐ気がします。しかし，実際には，アルコールをたくさん飲む習慣があることは，うつやパニック発作の原因となります。このことは意外にあまり知られていません。

> **Q2** 不安やうつ，不眠などになやまされるとき，お酒を飲みたくなりませんか？それはなぜでしょうか？

不安・うつ・不眠のとき，お酒を飲みたいと　（　思う　・　思わない　）

そのような時に飲みたいと思う理由：

_____

_____

_____

（3）違法薬物を使っている人が，「アルコールはたまにしか飲まないから，少しくらいはいいだろう」と主張することがよく見られます。彼らの多くは，『アルコールは違法ではないから，問題ではない』と考えています。

　こういった人たちは，アルコールが引き金となってふたたび覚せい剤を使ってしまうという失敗をするまで，なかなかその問題を認識できないものです。

（4）アルコールは人の理性に影響をあたえます。アルコールを飲むと，頭がボォーッとして物事を正しく考えることができなくなります。そのため，悩みごとを建設的に解決することがむずかしくなってしまいます。

（5）アルコールは人の理性をぼんやりさせ，そのはたらきをマヒさせます。その結果，アルコールは，人を性的な行動に走らせたり，良心を失わせたりします。また，殺人や傷害，あるいは，強制わいせつや放火のような犯罪，さらにはドメスティック・バイオレンスのような家族や恋人に対する暴力は，アルコールを飲んでいるときに起こりやすいことも知られています。

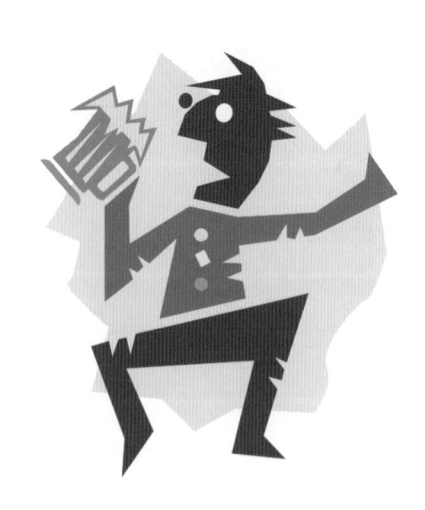

> **Q3** アルコールを飲んで羽目をはずしてしまい，けんかやその他の迷惑行為，何らかの失敗をしてしまった経験はありませんか？ 経験のある人は，「なぜそれでもアルコールを飲みつづけていたのか？」についても考えてみてください。

羽目をはずしてしまった経験が　　（　ある　・　ない　）

飲酒する理由または目的：

(6) 私たちの多くは，お祭りなどの特別な日にアルコールを飲むという習慣を経験しながら育ってきています。ですから，こうしたお盆や正月，あるいは，結婚式やお葬式などの特別な行事の際，お酒なしに過ごすのは，たしかにとてもむずかしいことです。

> **Q4** あなたの場合は，お酒を飲みながら祝うような特別な状況として，どんなものがありますか？ また，今後はそういった特別の日に，どのような祝い方をしようと考えていますか？

お酒で祝う状況：

今後の祝い方：

(7) 多くの家族，あるいは職場や学校といった社会的なグループのなかでは，お酒を飲めることが，『強さ』『グループの一員であること』『洗練されること』『大人の象徴』であったりします。「おまえ，俺が酌した酒が飲めねえのか？」などと脅迫されることもあります。
　宴会の席でずっとウーロン茶を飲んでいると，「どこか体調が悪いのか？」と心配されたり，「つまらない奴」とののしられたりすることもあります。つまり，私たちの文化は，「酒飲み」であることを奨励しているともいえます。

> **Q5** もしも,あなたが今後いっさいお酒を飲まなかったら,人付き合いの場で,「居心地のわるさ」や「仲間に入れない感じ」がすると思いますか?

居心地わるく感じると (思う ・ 思わない)

---

 (8) お酒を飲むことが儀式の一部となっているような特別な式典もあります。たとえば,結婚式で三々九度の杯をかわすような場合,あるいは,お通夜やお葬式がそうです。こうした場合を『例外』として自分に飲酒を許すかどうかは,さまざまに意見のわかれるところですが,一般には,例外というものは1つ許すと,その後,どんどん例外が増えていってしまうものです。こういった特別な場をうまく切り抜けるためには,事前に,親戚などの身内に対して,『根回し』をしておく必要があるでしょう。

 お酒をやめようとする人は誰でも,こうした問題をかかえています。あなただけではありません。こうしたむずかしい状況をのりこえていき,しらふでいる時間が長くなるほど,こうした問題をのりこえるのは簡単になっていきます。

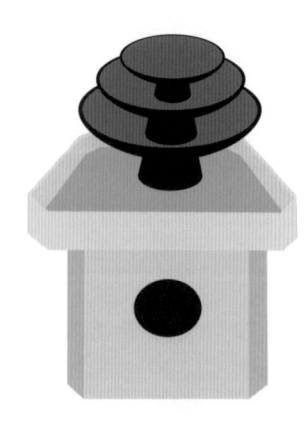

年　　月　　日

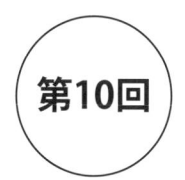

第10回
マリファナはタバコより安全？

「クセにならない」,「合法扱いの国もあるくらい安全なドラッグ」などと有名人が語ることもあるマリファナ（大麻）が今回のテーマです。

Q1 あなたはマリファナについて，どんなイメージをもっていますか？

_____
_____
_____

　マリファナ（大麻）は，実は皆さんが身につけたことがある服の原料となる「麻」と同じ植物です。葉を「マリファナ」，樹脂を「ハッシシ」と呼び，原産地は中央アジアです。古くは紀元前3,000年頃から，疲労回復や痛み止めの薬として戦争や治療目的に使われたり，幻覚作用を利用して占いや宗教の儀式に用いられたという記録があります。

　マリファナには害がないのでしょうか？

　マリファナを吸うとただちに生じる不快な症状としては，次のようなものがあります。

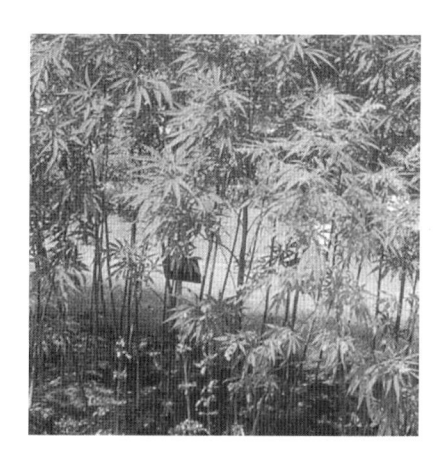

- ・心臓がドキドキする　　・眼が赤くなる　　・喉が渇く
- ・食欲が増す　　　　　　・まっすぐに歩けない
- ・手で物がうまくつかめない　・物が変わって見える
- ・不安，錯乱

　さらに，マリファナを吸うのがクセになっていくと，だんだんいろいろな体の病気が出てくるようになります。

- ・いつも体がだるい　　　・頭が痛い
- ・喉が痛い　　　　　　　・肺ガン
- ・距離感や色の感覚の変化　・不妊症，生理不順
- ・性欲低下　　　　　　　・胎児異常（妊婦が使った場合）
- ・パニック症状　　　　　・うつ症状
- ・記憶力の低下　　　　　・ひきこもり

　よく「マリファナはタバコより安全」という言葉を聞きますが，これはとんでもない誤解です。たとえば，肺がんの危険性だけにかぎっていっても，**大麻タバコ1本には，ふつうのタバコ20本ぶんの発ガン物質がふくまれている**のです。

　マリファナを吸いつづけていくうちに，はじめは「気持ちいい」だけだったのが，だんだんと**精神病状態**になっていきます。ひとによっては，幻聴・幻覚は，マリファナを**やめた後，何年たっても残る**ことさえあります。

① 全身で感じる幸福感
② 夢と現実の区別がつかなくなる，時間の感覚がなくなる
③ 体が浮くような感じ，物がゆがんで見える
④ 喜怒哀楽が強まる
⑤ 妄想が出る
⑥ 無気力・無関心，集中力低下
⑦ 急に飛び降りたい感覚や，突発的な興奮・暴力性が出現
⑧ 興奮が強まり，**幻視・幻聴体験**からパニックにいたる

　マリファナは，「依存性がない」などと噂されることもありますが，これも誤解です。効果が切れてくると，次のような「**離脱（禁断）症状**」が生じることがあります。

- 眠れない ・食欲がない ・不安 ・吐き気
- 筋肉痛 ・情緒不安定 ・寒気 ・あくび
- 手の震え ・下痢

　離脱時にイライラして，マリファナを手に入れる金ほしさから窃盗や恐喝，強盗をする人もいます。ほんのささいなことでも怒りっぽくなって，周囲に粗暴にあたるようになる人もすくなくありません。つまり，マリファナも，アルコールや覚せい剤と同じ立派な依存性薬物なのです。

Q2 マリファナを使ったことのある方は，前ページや上であげたような症状を経験したことがありますか？

ある　・　ない
経験した症状→

　前回のセッションで学んだように，**アルコールやマリファナなど，他の依存性薬物を使いながら覚せい剤やシンナーなどの薬物をやめることは不可能**です。

　たしかに体質によっては，マリファナの害が出にくいように見える人もいます。しかし今は，うまくマリファナだけときどき吸って問題ないように思えていても，数年後——もはや自分でもむかしマリファナを使ったことがあることさえ忘れたころになって——，マリファナの作用で，物事を冷静に判断できなくなり，**ふたたび薬物を使いたくなったり，他人を傷つけるような事件を起こしてしまうおそれがあります**。

　それから，以下のことは忘れないでください。

　マリファナは，統合失調症の症状を確実に悪化させます。幻聴や幻覚がひどくなり，暴力行動が多くなります。さらに，マリファナで悪化した幻覚・妄想は，精神科の治療薬が効きにくく，**「動因喪失症候群」**という慢性的な無気力・ひきこもり状態に陥りやすいことも指摘されています。

年　　月　　日

第11回

引き金→考え→欲求→使用

もう一度，一番大切なことを復習しておきましょう。

● 考えると欲求が起こります

　欲求が出現するメカニズムは，とても複雑です。

　アルコール・薬物にハマッたことのある人ならば，誰でも，不意に「飲みたい，使いたい」という考えが頭のなかに浮かび上がることはあるものです。そのような考えを見つけ出したら，その考えを打ち消すために，ただちに何らかの「行動」を起こす必要があります。アルコール・薬物をやめるためには努力が必要なのです。

　しかし，その考えを，「行動」ではなく，別の「考え」で打ち消そうとして，あたまのなかで議論をはじめると，必ずといっていいほど，その議論は，「今回だけはいいだろう」という**再使用を正当化する結論**に行き着いてしまいます。

　考えるのはやめて，行動を起こしましょう。

● 自動的思考のプロセス

　アルコール・薬物の使用が癖になっていく過程では，『引き金』，『考え』，『欲求』，『使用』は同時にやってくるように見えます。しかし，通常は次の順序で起こります。

引き金　→　考え　→　欲求　→　使用

＊思考ストップ法

　この自動的なプロセスを乗りこえるための大事なポイントは，なるべく引き金を避けて，こうしたプロセスが起こらないようにすること，それから，いったんアルコールや薬物のことが頭に浮かんでしまったら，できるだけ早い段階で考えをとめることです。

　いったん起こった考えをやめる行動（思考ストップ法）をとることによって，強い欲求をやめることができます。あなたは，自分が薬物について考えはじめたと気がついたら，できるだけ早くこの方法をとる必要があります。

【新しい順序と流れ】

　回復していくためには，『引き金→アルコール・薬物使用』という順序を変えなくてはなりません。思考ストップ法は，このプロセスを断ち切る手段の１つです。あなたには，２つの選択肢があります。

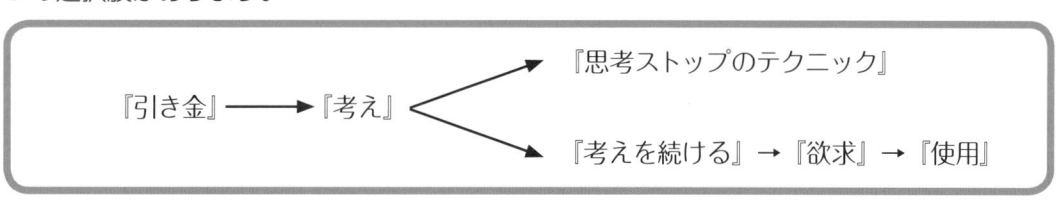

```
                        ┌→ 『思考ストップのテクニック』
『引き金』 ──→ 『考え』 ┤
                        └→ 『考えを続ける』→『欲求』→『使用』
```

どちらを選ぶかは，あなた次第です。

● 引き金（きっかけ）を見つけよう

「クスリをやりたい！」「お酒を飲みたい！」という気持ち（欲求）を引き起こす引き金には，人や物や気持ち，時間といったものがあります。

　例をあげてみましょう。「給料をもらったばかりの週末の夜，友達と集まると，居酒屋でアルコールを飲んでしまう」。この例のなかでの引き金は，次のようなものです

　　　　□お金（給料）　　　　　□週末の夜
　　　　□アルコールを飲む友だち　□居酒屋

　アルコール・薬物にハマッたことのある人は，引き金をすぐにアルコール・薬物の使用につなげてしまいます。引き金から使用へと，その悪循環をなんどかくりかえしていくうちに，ますますささいなきっかけ＝引き金で，アルコール・薬物やアルコールを使ってしまうようになります。最終的に，あなたの生活は，この引き金→考え→欲求→使用の悪循環によって，こなごなに打ち砕かれるのです。

この悪循環をとめる治療で大切なことがあります。以下のことを，できるかぎり早いうちに実行しなければなりません。

> 1. 引き金をみつけましょう
> 2. できるだけ引き金を避けるようにしましょう（たとえば，大金をもち歩かないようにするなど）
> 3. 引き金に，別のやりかたで対処してみましょう（たとえば，スケジュールを立てて生活するようにしたり，休みの前の晩は A.A. や N.A.，あるいは，断酒会のミーティングに参加するように計画を立てるなど）

　以下のことはしっかり覚えておきましょう。引き金はあなたの脳に大きな影響をあたえます。それはあなたが，「もうアルコール・薬物をやめてしまおう！」と心のなかで強く決意したとしても，です。

　だから，あなたが本当に，「もうアルコール・薬物をやめよう」と思うのであれば，**まずすべきことは，引き金を自分のまわりから遠ざけるように，自分自身の行動を変えていくこと**なのです。

銃に弾が入っています
引き金から指を離しなさい

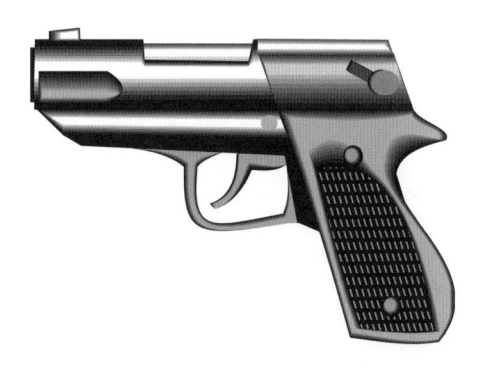

Q1 あなたにとって，強いと感じられる引き金をいくつかあげてみましょう

Q2 これから先，大きな引き金になりそうなことは何ですか？ いくつかあげてみましょう

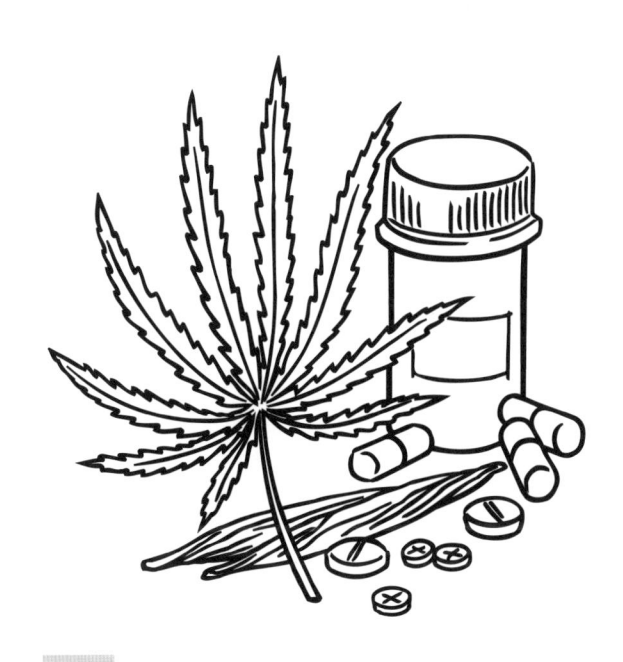

年　月　日

第12回

あなたのまわりにある引き金について

● **外的な引き金**

　今回も，引き金についてとりあげたいと思います。引き金は，大きく２つの種類に分類できます。１つは，自分をとりまく環境のなかにあるものであり，もう１つは，自分の内部にある心や体の状態に関連するものです。前者を「**外的な引き金**」といい，後者を「**内的な引き金**」といいます。今回とりあげるのは，外的引き金です。

Q1 下にあげる項目のなかでこれをきっかけ（引き金）にしてアルコールや薬物を使うことが多かったものはどれでしょうか。

( ) 一人で家にいるとき　　( ) 給料日の直後　　　　( ) 飲み仲間やクスリ仲間
( ) デートのとき　　　　　( ) 食事のとき　　　　　( ) セックスのとき
( ) 特定の友達の家　　　　( ) 朝起きたあと　　　　( ) 夜
( ) ミネラルウォーターのボトル　　　　　　　　　　( ) クラブ遊び
( ) スポーツをするとき　　( ) 公園のトイレ　　　　( ) 繁華街に行ったとき
( ) 仕事の前　　　　　　　( ) 仕事の後　　　　　　( ) 音楽を聞くとき
( ) 手元にお金がある時　　( ) 映画を見るとき　　　( ) 車のなか
( ) コンビニの前　　　　　( ) 自動販売機
( ) 知っている売人がいるところを通った時　　　　　( ) お酒をのんだとき

Q2 他にもまだ，あなたが過去にアルコールや薬物を使っていた場所や状況，それから，将来アルコールや薬物を使ってしまいそうな場所や状況はありませんか？

過去に使っていた場所や状況：

_____

_____

_____

将来，使ってしまいそうな場所や状況：

_____

_____

_____

Q3 反対に，「あの人の前ではアルコールや薬物を使いづらい。あの人は悲しませたくない」。そんな人はいますか？ それは誰でしょう？ 家族でしょうか？ 病院や回復施設の援助者でしょうか？

_____

_____

_____

_____

_____

● 「錨」について

　あなたには，「この人だけはぜったいに悲しませたくない」，「この人の前ではアルコールや薬物を使えない」というような人はいませんか？ あるいは，「これをしているときにはぜったいにアルコールや薬物のことは考えない」とか「さすがにこの場所ではアルコールや薬物を使えない」というような状況や場所はないでしょうか？

　こうしたものを「錨」と呼びます。錨とは，船が潮に流されないように海中におろす錘のことです。あなたがアルコールや薬物の欲求に流されてしまわないように，あなたをクリーンな状況にとどめるはたらきをします。

　たとえば，家族や援助者の前ではアルコールや薬物を使ったことがないという人は，どうしても危険な場所にいかなければならない場合には，家族や援助者に一緒に来てもらうとい

う方法があります。あるいは，A.A.や断酒会につながっている人ならば，そうしたグループの仲間について来てもらう方法もあります。実家ではとても薬物を使う気になれないという人は，精神的にピンチのときで薬物を再使用してしまう可能性が高いときだけ，一時的に実家に身を寄せてもいいでしょう。給料が入るとついアルコールを飲んだり，薬物を買ったりしてしまいそうならば，給料日の夜には，あらかじめ家族やアルコールや薬物と縁のない友人と一緒に食事をする約束をしておくという方法があります。

　アルコールや薬物をやめるうえで，「錨」を見つける作業は，引き金を見つけることと同じくらい大切なものです。

　後のページに，薬物やアルコールの引き金について，人・場所・物・状況といった分類ごとに書きこむ表があります。自分にとっての引き金と錨を整理して書いてみましょう。
　書く際には，みなさんのこれまでの実体験にもとづいて，できるだけ具体的に書いてください。引き金や錨を探すときのポイントは**「これまでの実際の体験にもとづいていること」**です。たとえば，「親がいるときには使いにくい」と感じていても，実際には親がいるときであっても使っていたのであれば，表の「決して使わない『錨』」となる人の欄に「親」と書くことはできません。とはいえ，親がいるときに使うのは，ふだんとくらべると非常にまれなことであったならば，「ほとんど使わない」のところには書けるかもしれません。
　できあがった表は，関係スタッフと今後の生活上の注意点について話し合うときの資料にしてみて下さい。

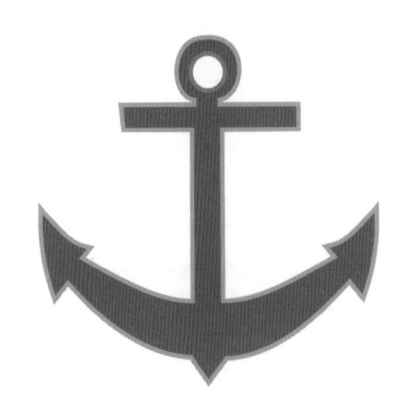

● 第12回 ● あなたのまわりにある引き金について

Q4 いままで考えてきたことにもとづいて，アルコールと薬物の「引き金と錨の一覧表」を作ってみましょう。

【引き金と錨 一覧表】

日付　　　年　　　月　　　日　作成

	100% ←――――――――――――――→ 0%			
	いつも使っていた	たいてい使っていた	ほとんど使わなかった	決して使わない
	(「引き金」)			(「錨」)
人				
場所				
状況（服装や音楽，感情や病状等）				
アドバイス	とても危険です。こうした状況に遭遇するだけで使用してしまいます。必ず対策をたててください。	長い時間，こうした状況にいることは，大変リスクが高いです。すぐに対策をたてましょう。	リスクは低いですが，注意が必要です。	こうした状況を中心に，生活のスケジュールを立てると，再使用しない生活が維持できます。

年　　月　　日

第13回

あなたのなかにある引き金について

● **内的な引き金**

　今回は，あなた自身のなかにある引き金，すなわち内的引き金についてとりあげたいと思います。

　たとえば，イライラすると薬物を使いたくなる，嫌なことがあったときにアルコールでうさばらしをするといったように，感情が引き金となって，薬物やアルコールを使いたくなることがあります。下のリストを見てみてください。これまで，どんな気持ちや状態のときに薬物やアルコールを使うことが多かったでしょうか。チェックのついた感情は，あなたにとって薬物やアルコール使用の「引き金」となりやすい感情です。

☑チェックリスト

☐不安　　　　☐怒り　　　　☐自信をなくす　　☐退屈感　　　☐あせり
☐無力感　　　☐うつ　　　　☐悲しい　　　　　☐緊張　　　　☐ねたましい
☐高揚した気分　☐疲れ　　　☐罪悪感　　　　　☐孤独・寂しい　☐欲求不満
☐幸福　　　　☐気合・やる気　☐イライラ　　　　☐リラックス　　☐恥ずかしい
☐敗北感・打ち負かされた気分
☐自分が邪魔ものに思えたり，いない方がいいかなと思う気持ち
☐人から見捨てられた感じ　　　☐気が大きくなった感じ
☐プレッシャーをかけられた感じ　☐落ち着かない気分
☐その他：＿＿＿＿＿＿＿＿＿＿＿＿＿＿＿＿＿＿＿＿

Q1 あなたは，これまでどのような感情におそわれたときに，アルコールや薬物を使うことが多かったですか？ 前のページのチェックリストをつけてください。

Q2 今回の治療を受ける1年前以内に，アルコールもしくは薬物を使いましたか？「使った」という人は，以下の(1)と(2)のうち，当てはまる方のどちらかを，○でかこんでください。

(1) 感情的な引き金をきっかけに使っていることが多かった。
(2) 感情的な引き金とはさほど関係なく，毎日，あるいは無意識的・習慣的に使っていた。
(3) (1)を選んだ人は，＜気持ちのリスト＞でチェックをつけた項目のなかで，特に引き金となっていることが多かった感情をいくつかリストアップしてください。

Q3 今回の治療を受ける1年前以内に，あなたは，自分なりに「アルコールや薬物をやめよう」と頑張っていたにもかかわらず，自分の感情の変化によってアルコールや薬物を使用してしまったという経験はありましたか？（たとえば，やめようと思っていたのに誰かとけんかをして腹を立てて，薬物を使用してしまった，など。）

☐ はい ⇒ その状況について詳しく書いて下さい。

☐ いいえ

Q4 このセクションの最初のページのリストに，いまあなたがいくつかあげてくれた，あなた自身の引き金も書き加えておきましょう。

_____
_____
_____
_____

【自分の感情とうまくつき合うために】

あなたは自分の気持ちに気づいていますか？

　人は自分の感情にうまく気づけないことがあります。たとえば，怒りを感じるのはよくないことだという思いから，「自分は怒ったりすることはない」と言ったり，本当は困ったことがあるのに，「毎日，楽しいですよ」と言ってみたりすることがあるかもしれません。

　そのほかにも，落ち込んだり怒ったりしているのに，口では「落ち着かない気分」などと，まるで大した問題ではないように装ったりするなど，本当の自分の気持ちをすなおに言わなかったり，自分の本当の気持ちを否定したりすることはありませんか？

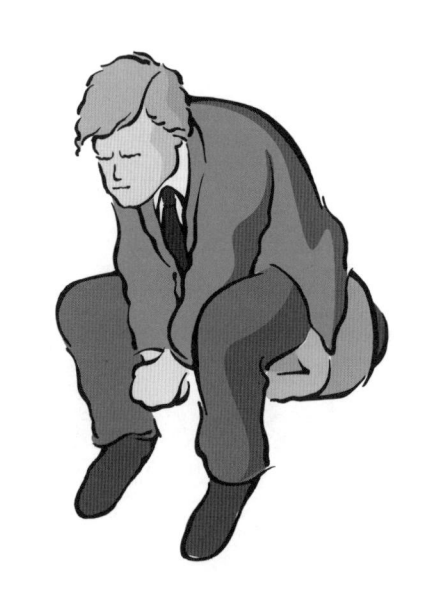

　そういったとき，あなたは感情とうまくつきあうことができていないのです。

感情にはサインがあります。

　たとえば，あなたは不安になると胃がキリキリと痛むのかもしれませんし，ストレスを感じると指の爪をかんだり，拳をかたく握りしめたりするかもしれません。また，怒っているときには大声を出すこともあるでしょう。

　あなたが感じる，さまざまなわずらわしい感情について考えてみてください。そうした感情は体にはどのように表れているのか，そうした気持ちのときには心のなかでどんな言葉をつぶやき，どのように行動しがちなのかを考えてみましょう。

あなたは，なぜ自分がそうした気持ちになっているのか，わかりますか？

　自分が今どんな気持ちや状態でいるのかを冷静に見つめ，認めることは，とても大切です。もしも，あなたが怒りを感じるのはよくないことだと考えているとしたら，「自分は怒ってなどいない」と怒りを「否認」したり抑え込んだりして，怒りをためこんでしまっているかもしれません。おさえこんで溜まった怒りが，アルコールや薬物使用の内的な引き金になってしまっている人は，意外に少なくありません。

　また，わずらわしい感情の原因が，月経前緊張症候群，うつ病，『壁』段階の情緒不安定などといった，生理学的な原因によって生じることもあります。

あなたは，自分の感情をどのように処理していますか？

　あなたの感情が自分自身やまわりの人にどのような影響を与えているか考えてみてください。

　たとえば，いつも怒っていたり，おちこんでいたりして，人づきあいがうまくいかなくなってはいませんか？　まわりの人はあなたとつき合うのを避けたり，あなたが気を悪くしないように気をつかったり，あなたの気分を明るくしようとして，まるで「腫れ物に触るように」あなたに気をつかったりはしていませんか？

　怒りやうつなど，あなたがもう少し上手にコントロールできるようになった方が良いと思われる感情を，1つか2つあげてみてください。

どのように感情をコントロールすればよいでしょうか？

　自分の感情を自覚できたら，次に，感情の表現のしかたについて考えてみましょう。たとえば，怒りや不満を感じたときの表現には，いろいろな形があると思います。冷静に何が不満かを伝える，直接は何もいわないが不機嫌な態度をとる，笑顔でがまんする，大声でどなる，気分転換をする……などなど。不安な気持ちにおそわれたときにも，いろいろな表現の仕方があります。信頼できる相手に不安だと伝える，一人で耐える，不安の原因を考えてできることをする，泣き叫ぶ，不安時の薬を飲む……など。自分の場合はどのように気持ちを表現することが多いかを知り，よりよい表現の仕方を学んでいくことは，とても有効です。

　また，考え方を少し変えることで，気持ちも変えることができます。「あいつが俺の意見に反対するからイライラするんだ。飲まなきゃやってられない気分だ」という考えから，「反対する人がいても，まあ仕方がない。酒を飲んだからといって，問題が解決するわけでもない

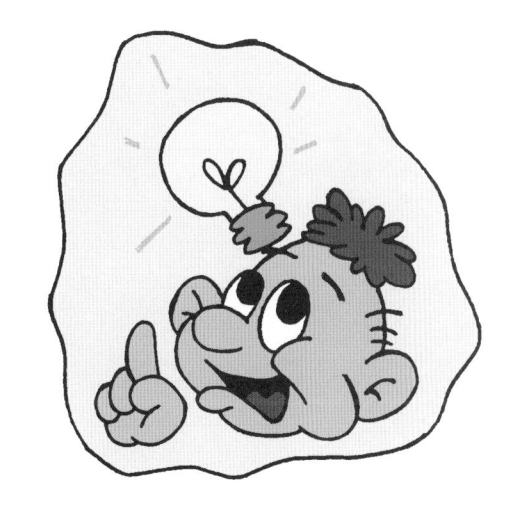

し」という考えに切りかえれば，気持ちも少し落ちつくでしょう。他にも，気持ちを変えるやり方の1つとして，何かちがうことをしてみたり，リラックスできる活動をするといったやり方もあります。

　ここにあげたアイディアは，感情にふりまわされてふたたびアルコールや薬物を使ってしまわないようにするためのものです。自分の感情とのつきあい方を学ぶことによって，より楽に，うまく生きていくことができるでしょう。

Q5 最近あなたがときどき体験している感情にはどのようなものがあるでしょうか？ 3つの感情をあげてみてください。最初のページの〈感情のリスト〉も参考にして考えてみてください。

1 : _____

2 : _____

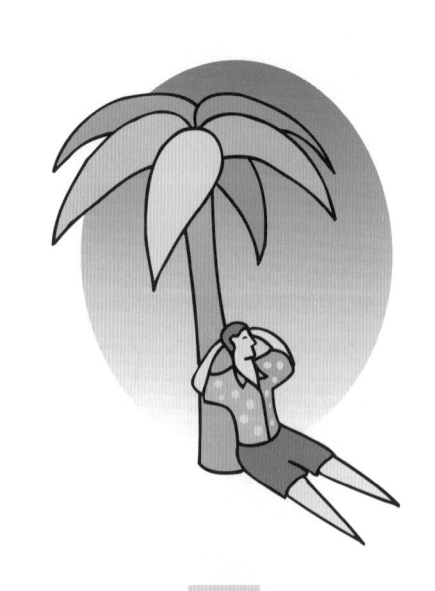

3 : _____

年　月　日

第14回

回復のために（1）
――信頼と正直さ

● 信頼について

Q1 これまでに，アルコール・薬物を使ったことによって，大事な人との信頼関係にひびが入ってしまったことがありませんでしたか？　具体的に説明してください。

信頼関係が損なわれる出来事が　　あった　・　なかった
具体的な例：

Q2 これまで，人から信頼されていないなという思いから，アルコール・薬物を使いたくなってしまうという経験がありましたか？（たとえば，「また薬物を使っているのではないか，とみんなが自分を疑っている。こんな状況であれば，使った方がましだ」など）具体的に説明してください。

使いたいと思ったことは　　ある　・　ない
そのときの具体的な状況：

アルコール・薬物にハマってしまってなにがいちばん悲しいかといえば，やはりそれは**嘘をつくことが多くなってしまうこと**ではないかと思います。アルコールや薬物を使っていると，それを隠そうとして，周囲とオープンで正直な関係を作ることがむずかしくなってしまいます。みなさんも，アルコールや薬物を使っているのではないかと心配する家族や友人，会社の人などに対して，嘘をついたことがあるかもしれません。アルコール・薬物にハマッている人は，いつもどこかに隠しごとや秘密を抱えていて，その意味ではとても孤独な人だということもできます。昔からずっとそうであったはずはないのですが，いつのまにか，**人間関係よりも，薬物の方がずっと大事なもの，ずっと信頼できるものとなってしまったの**です。

　アルコール・薬物の使用をやめたからといって，すぐに周囲からの信頼を回復できるわけではありません。あなたも，あなたの大事な人も，早く昔のような信頼しあえる関係をとりもどしたいと願っているでしょうが，周囲の人の感情がただちにおさまり，回復するはずはありません。

　信頼を回復するには時間がかかります。信頼を得るためには，「がんばります」という言葉だけではなく，具体的に行動で示すことが必要です。たとえば，アルコールや薬物をやめるためのプログラムに参加しつづける，抗酒剤を飲みつづける，アルコールや薬物なしの安定した生活リズムを維持する，といった行動です。はじめはなかなか信頼してもらえないかもしれません。何度も裏切られた経験があれば「またそのうち，もとに戻ってしまうのでは」と不安な気持ちがぬぐえないからです。それでも，行動で示しつづけていけば，きっと周囲の人の評価は変わっていくはずです。

　回復は時間のかかるプロセスです。多くの場合，**信頼は最後の最後になってようやく起こるものだということ**を覚えておいてください。

Q3 周囲の人から「飲んだだろう？」「また使ったんじゃないの？」と疑われたとき，あなたはそれに対してどのように対応しますか？

Q4 なかなか周囲の人から信頼してもらえないとき，あなたはどのように感じますか？

_____
_____
_____
_____
_____

Q5 信頼を回復していくために，あなたにはどのようなことができるでしょうか？ すでに行っていることは何がありますか？

_____
_____
_____
_____
_____
_____

● **真実を伝えること**

(1) アルコール・薬物を使うことと嘘

　アルコール・薬物を使っていると，どうしても嘘をつくことが多くなってしまいます。嘘は他人にだけつくのではありません。自分自身に対しても嘘をつくことが多くなっていきます。

　漠然とした不快感におそわれたとき，自分の気持ちにきちんと目をむけないまま，アルコールや薬物でまぎらわせてしまうようなことはありませんか？　その不快感は，イライラだったのでしょうか，傷つきだったのでしょうか。いったい何が嫌だったのか，なぜいらだったのか，どんなことに傷ついたのでしょうか。そうした自分自身の心の状態から目をそらし，アルコールや薬物を使ってうやむやにしてしまった経験は，多くの人が持っているはずです。

　アルコールや薬物を使い，自分の心の痛みをごまかしたり，周囲の人に嘘をついたりしているかぎり，安定した人間関係や安定した生活を保ち，精神障害の病状を安定させていくこ

とはできません。

　自分の不安やいら立ち，ストレスなどに，きちんと向き合わず，アルコールや薬物でまぎらわしても，根本的な問題は何も解決されません。それどころか，ますますアルコールや薬物を頼るようになり，生活のリズムが乱れ，だらしない毎日を送るようになるでしょう。服薬や通院が途絶えがちになって病状も悪化し，イライラしたり怒りっぽくなることが増えてくるかもしれません。それでも，周囲の人には「大丈夫」「飲んでない」と嘘をついたり，自分自身の「この状況はまずいかも…」という不安にも，正面から目をむけずにお酒をあおってごまかしてしまうかもしれません。そうすると，だんだんと，周囲はあなたに対して小言や批判的なことをいうようになり，関係は悪化し，あなたも周囲の小言や批判をわずらわしく感じるはずです。最終的には，あなたは，目の前のトラブルを避けるために，その場しのぎの嘘をさらにたくさんつくようになってきます。

> **Q6** あなたは，アルコール・薬物を使っているなかで，周りの人に対して，あるいは自分自身に対して，嘘をついたり，ごまかしてしまったりしたことはありませんか？

　　あった　・　なかった
　―――――――――――――――――――――――――――――
　　具体的なエピソード：
　―――――――――――――――――――――――――――――
　―――――――――――――――――――――――――――――
　―――――――――――――――――――――――――――――
　―――――――――――――――――――――――――――――

(2) 回復における正直さの大切さ

　薬物やアルコールを使わないようになるためには，自分自身にすなおで，同時にほかの人にも正直であるということがとても重要です。

　たとえば，あなたが正直に，「今，覚せい剤をとても使いたい」「実は，きのうの夜にアルコールを飲んでしまった」と告白しようかどうか，なやんでいる場面を考えてみましょう。あなたは，「そんなことを言ったらみんなからダメな奴と思われるのではないか」「怒られるのではないか」などと心配するかもしれません。

　しかし，回復のためには，**あなたの薬物やアルコールの問題にともに取り組んでくれる信頼できる援助者**に，薬物やアルコールを使いたい気持ちや，使ってしまった場合には「なぜ

使ってしまったのだろうか」ということなどを，すなおに話せるようになることが何よりも大事なのです。

　やめようと試みはじめたからといって，すぐにきっぱりとやめられるとはかぎりません。使いたいきもちは必ず出てきますし，がんばっているにもかかわらず再使用してしまうことだってあるかもしれません。しかし，失敗はチャンスです。薬物やアルコールの問題に理解のある人に正直に話をし，今後のよりよい対策を考えましょう。うまくいかないからといって，すぐになげやりになる必要はありません。もう一度，トライすればよいのです。失敗があってはじめて，次の対策がとれるわけですし，そこでこれまでの治療の内容を考え直すことができるのです。

Q7 治療をはじめてから，なかなか正直になれなかったり，素直になれなかったりした時期がありましたか？

　そういう時期が　　あった　・　なかった

（あった場合）具体的な状況：

Q8 あなたには，すなおに薬物やアルコール，自分自身の問題をうちあけられそうな援助者や仲間がいますか？　いない人は，どうしたら見つけられそうですか？

　世界中で一カ所でもいいですから，「ここでは正直になれる」「素直に自分のことを話せる」という場所をつくりましょう。秘密を守ってくれて，責めたり，非難したりしないで，あなたのことを心配してくれる場所です。薬物・アルコール依存の専門病院やA.A., N.A.,

断酒会（自助グループ）はそんな場所のひとつです。そしてもちろん，安心して話せる場や，信頼できる関係を作っていくためには，自分自身の努力や時間も必要だということは，忘れないでください。

> あなたが素直で正直でなかったら，グループやミーティングに参加したり，治療を受けたりするのは，時間とお金の無駄になります。
> 回復には，正直さが絶対に不可欠です。

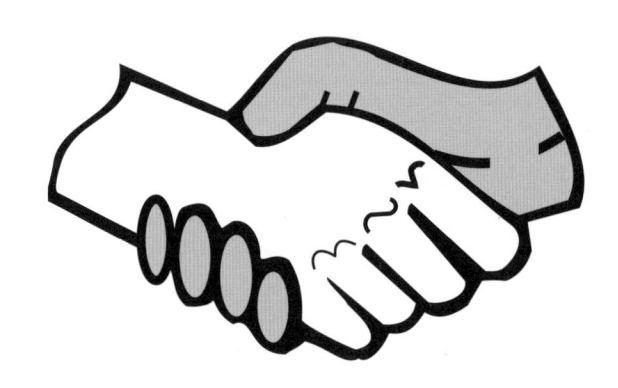

年　月　日

第15回

回復のために（2）
——社会復帰と仲間

● デイケア・作業所・回復施設・仕事について

　いま入院している方ならば，退院後は病院に通うかたわらでデイケアや作業所，回復施設などに通う予定の人もいるでしょう。通院している人のなかには，しばらくしたら仕事をはじめる人もいるかもしれません。みなさんは，それぞれの病状に応じたかたちで，それぞれの社会復帰を目指すことになるでしょう。
　精神障害とともにアルコールや薬物の問題を抱えている患者さん（重複障害の患者さん）の場合には，退院後にデイケア，作業所，回復施設に通いはじめたり，仕事をはじめるにあたっていくつか注意しておくべき点があります。

---

1. アルコールを飲む人が多いデイケア，作業所，職場は避ける
2. 大変なノルマを課せられる職場や忙しい職場は避ける
3. 自分のことを理解してくれる仲間やスタッフ，同僚がいないデイケア，作業所，職場には行かない
4. いろいろと言い訳をしてデイケア，作業所，回復施設，仕事に行かずに，自宅に引きこもる生活にならないようにする

　上の4つは，いずれも，精神障害の病状が悪化したり，アルコールや薬物をふたたび使ってしまったりする可能性が高い状況です。したがって，何らかの対処をしないといけません。
　以下に，この4つの状況ごとに，なぜそれが問題なのかを説明してみましょう。

(1) アルコールを飲む人が多いデイケア・作業所・回復施設・職場は避ける

　アルコールを飲む人が多いデイケア，作業所，職場にいると，あなた自身もアルコールを飲んでしまう危険があります。いくら「自分は自分」と考えていても，どんな人でも，自分ひとりだけ違う行動をするのはとてもむすがしいものです。職場の場合には，仕事が終わったあとに同僚から「飲みに行こう」と誘われたときに，「どうやって断ればいいのか」が問題となります。また，上司から勧められた一杯や乾杯の一杯をどのようにして断るのかも問題です。それに，そもそも自分自身も内心「たまには少しくらい飲んでもいいよなあ」と考えている人にとって，こうした環境は，周囲のせいにして飲む口実を作るのにうってつけの条件がそろっています。

(2) 大変なノルマを課せられる職場や忙しい職場は避ける

　忙しい職場，あるいは，作業量や売り上げなどのきびしいノルマがある職場は，回復のさまたげになります。忙しいと病院やA.A.やN.A.に通う時間がなくなってしまいますし，仕事に疲れた日の夜には，どんな人でも「今日一日がんばった自分へのごほうび」として一杯やりたくなるものです。また，疲れすぎると人はかえって眠れなくなることがあります。そうなると，「翌日の仕事のためには早く寝なければ」と考えて，睡眠薬代わりにアルコールを飲んでしまう人もいます。さらに，これまでの人生でアルコールや薬物を使うことで仕事をがんばれた経験のある人は，仕事が忙しくなるとアルコールや薬物が欲しくなるものですし，仕事のノルマをはたせずに上司から頭ごなしに怒鳴られたりすると，気持ちがむしゃくしゃしてしまい，やはり「うさ晴らし」に一杯やりたくやってしまいます。

(3) 自分のことを理解してくれる仲間やスタッフ・同僚がいないデイケア・作業所・回復施設・職場にはいかない

　デイケア，作業所，職場には自分のことを理解してくれる仲間やスタッフ・同僚・上司がいることが大切です。なぜアルコールをやめなければならないのかを十分に理解し，決してアルコールを勧めないでいてくれる仲間やスタッフ・同僚・上司はとても貴重な存在です。アルコールをやめたいのに，それでもときどき飲みたくなってしまう気持ちを理解し，むりな作業や仕事のわりあてをしないでくれる人たち，何かあったらあなたが気軽に相談でき，親身になってくれる人たちがいる必要があるのです。

(4) いろいろと言い訳をしてデイケア・作業所・回復施設・仕事に行かずに自宅に引きこもる生活にならないようにする

　以上の1〜3の条件を全て満たすデイケア，作業所，職場を見つけることは，たしかに簡単なことではありません。しかし，ただたんに適切な施設や職場がないことを嘆いて，「よい場所がどこにもないから，俺はどこにも行きたくない」という結論を出してしまうのは，好ましいことではありません。どこにも行かずに自宅で終日ゴロゴロしていても，社会

復帰にはつながりませんし,「暇だから」「することがないから」という理由から,アルコールや薬物を使ってしまう可能性が高まります。生活が不規則になって昼夜逆転の毎日となってしまうのも,同じように危険です。周囲をよい環境にするためには,あなた自身の努力も必要です。たとえば,あなた自身も周囲に対して「断酒宣言」をするべきでしょう。また,自分の病気や抱えている問題を積極的に説明して,周囲に理解を求めていく努力をする必要もあるでしょう。**あなた自身の力で環境をよいものへと変化させていく**ことは,ある程度はできるはずです。

● 新しい仲間を作る

> 仲間を持つことは
> だれにとってもとてもすばらしいこと
> 心から信頼できて
> わたしたちの長所も短所も知っていて
> そして,失敗することがあっても
> わたしたちを愛してくれる仲間を

回復過程のどの時期においても,人間関係ほど大切なものはありません。以下の質問に答えて,自分の人間関係の持ち方について考えてみてください。

Q1 言いたいことを言い合えるような,信頼できる仲間がいますか? もしいるなら,それはどんな仲間ですか?

そのような仲間が　　いる　・　いない
どんな仲間？：

Q2 あなたの身のまわりには,この人のようになりたいと思える相手がいますか?

お手本にしたいような人が自分のまわりに　　いる　・　いない。
（いる場合）どのようなところにあこがれますか：

Q3 新しく仲間になれそうな人とは，今後どのような場所で知り合うことができそうですか？

Q4 よりよい仲間関係を持つためには，あなたは自分のどんなところを変えていく必要があるでしょうか？

　　アルコールや薬物にハマッたことのある人の特徴（とくちょう）は，「寂（さみ）しがり屋（や）」という点にあると思います。「ひとりぼっちになってしまった」という気持ちがしたとき，あるいは，「自分のことを誰（だれ）にも分かってもらえていない」「誰も自分のことを必用（ひつよう）としていない」という思いにとらわれたときに，そうした気持ちを紛（まぎ）らわせるためにアルコールを飲む人は少なくないものです。
　　アルコールや薬物をやめつづけるためには，アルコールや薬物を使わない仲間が必要です。しかし，「酒はもともと好きじゃない。飲む奴（やつ）の気（き）がしれない」という人に，アルコールが好きで，しかし今はやめようと思っている人の気持ち，ときどきアルコールを飲みたくなってしまう人の気持ちは分かってもらえないでしょう。ですから，**「もともとアルコールや薬物を使っていたけれど，今はやめている」**という仲間を作ることが大切です。
　　断酒会（だんしゅかい）やA.A., N.A.には，そのような仲間がたくさんいます。

年　月　日

第16回
覚せい剤の身体・脳への影響

　今回は覚せい剤による心身の害についてとりあげたいと思います。
　みなさんのなかには，覚せい剤を使ったことのある人もいれば，「そんなものを使うなんて考えたこともない」と思っている人もいることでしょう。しかし，せっかくですからここでいろいろなことを勉強して欲しいと思いますし，大麻やシンナーなどの薬物，あるいはアルコールも，覚せい剤と似たような心身の害があります。
　ですから，覚せい剤を使ったことのない人も，今回は勉強だと思っておつきあい下さい。

● C型肝炎とHIV（エイズ）

　注射で覚せい剤を使っている人では，血液へのウィルス感染症，とりわけC型肝炎やHIVの問題が無視できません。これは，注射器を他人と共用したり，セックスしたりすることで感染します。
　薬物依存者には性的行動にも問題がある人も少なくありません。そのため，複数のセックスパートナーを持つ人が多く，いったん誰かひとりがC型肝炎やHIVに感染すると，あっという間に広がってしまう傾向があります。海外では，すでに薬物依存者のHIV感染の広がりは，きわめて深刻な状況となっています。わが国では，海外に比べるとHIV感染者はまだ少ないですが，都市部を中心に確実に広がりつつあるようです。また，C型肝炎については，すでにわが国で十分深刻な問題となっており，薬物依存専門病院に入院した患者さんの約半数がC型肝炎に感染している，という報告もあります。
　C型肝炎やHIVは，血液から血液と移っていきます。しかし，知識だけでは十分ではありません。自分の行動について考えてみましょう。次の項目について，思い当たるものにチェックをつけてみてください。

> □ セックスのパートナーが複数いること
> □ コンドームを使わないでセックスすること
> □ きれいな注射器を使わない，消毒しないで使うこと
> □ 最近，性病（クラミジア，淋病など）にかかったこと
> □ お金を得るためにセックスをする，売春・買春すること
> □ 他の人と注射器を共有すること
> □ 体液を他の性的パートナーから受けること

　もし，上記のいくつかをチェックしてそれが当てはまるのならば，あなたはC型肝炎やHIVの高い危険があります。
　あなたが薬物をやめるためにライフスタイルを変えようと考えているのならば，危険の高いセックスや薬物の使い方も変えていくことを考える必要があります。

Q1 あなたのライフスタイルは，C型肝炎やHIV感染のリスクという点からみて，安全ですか？　改善すべき点はありますか？

安全　・　安全ではない
改善したい点の例：
_____
_____
_____

（1）C型肝炎とは？

　C型肝炎とは，どのような病気でしょうか？
　C型肝炎は，感染当初はまったく自覚できる症状はなく，あったとしても，せいぜい「疲れやすい」「何となくからだがだるい」といった程度です。
　しかし，個人差はありますが，**10～20年の経過のなかで，ほぼ100％が肝硬変と肝臓ガンになる**といわれています。
　肝硬変になると，体内の有害物質の分解，栄養分の貯蔵，身体の修復や免疫に必要なタンパク質の合成ができなくなります。その結果，黄疸が出現し，腹部に水がたまり（**腹水**），分解されない毒素（アンモニア）が脳にまわって錯乱状態（**肝性脳症**）を呈します。また，免疫力が低下したり，すぐに出血しやすい体質になり，ちょっと頭をぶつけただけで脳内

出血となってしまうこともあります。また，食道や腹部の表面には**静脈瘤**ができ，これが破裂すると一瞬にして体内の全血液の半分近くが失われてしまい，致命的な結果となります。

　Ｃ型肝炎の場合には，こうした肝硬変に加えて肝臓がんが合併します。この場合，手術による治療が困難であり，その予後はきわめて悪いといわれています。

　それでは，すでにＣ型肝炎に感染してしまっている場合は，どのようにしたらよいのでしょうか？　Ｃ型肝炎の治療法としては，**インターフェロン**による治療が広く行われていますが，その効果は確実なものとはいえません。また，覚せい剤使用歴のある人の場合，インターフェロンの副作用によって，フラッシュバックが起きたり，感情が不安定になって暴力的になったり，自殺衝動が高まったりしてしまう人もいるようです。この治療をする際には，精神科と内科の両方の主治医と十分に話し合う必要があるでしょう。

　Ｃ型肝炎の治療方法として，最も危険がなく確実な方法は，「**Ｃ型肝炎とうまくつきあう**」ことです。10〜20年かけて肝硬変や肝臓がんになるところを，30年とか40年にまでのばし，なんとか天寿を全うすることです。これを実現するためには，以下の点に注意する必要があります。

---

① もうこれ以上，Ｃ型肝炎のウィルスが体内に入るようなことはしない。
② アルコールを一滴も飲まない（肝臓によけいな負担をかけない）。
③ 治療薬なども最小限の服用にとどめる。
④ 高タンパク質な食事を十分にとる。
⑤ 十分な休息と規則正しい生活を心がける。

Q2 あなたの肝臓は，アルコールや薬物，あるいは不摂生などで痛んでいないですか？　もしも痛んでいるとすれば，どのような生活上の注意が必要だと思いますか？

痛んでいる　・　痛んでいない
（ある場合）生活上の注意点：

● その他の身体への影響

　覚せい剤は，他にも心臓，血管，筋肉に影響を与えます。一度に大量に使用した結果，**心筋梗塞**や高血圧による**脳内出血**による死亡事故は，ときどき報告があります。また，まれではありますが，全身の筋肉が突然とけだして，腎臓をはじめとするさまざまな臓器の障害を引き起こす，**横紋筋融解症**という致死的な病気を引き起こすことも知られています。
　C型肝炎やHIV感染は，覚せい剤を注射で用いる人に見られるものですが，いま述べた臓器の障害は，どのような方法で使う人でも見られる病気です。
　なお，覚せい剤を注射で使うのと加熱吸煙（アブリ）で使うのとでは，感染の危険がないという点では，加熱吸煙の方が優れていますが，加熱吸煙の場合だと，同じ効果を得るのに覚せい剤がたくさん必要で，刺激が足りないという人もいます。
　ただし，幻覚や妄想などの後遺症や依存性の強さという点では，どちらの方法でも違いがないといわれていますし，なかには，加熱吸煙の方が早く使用がコントロールできなくなってしまうと指摘する研究者もいます。なお，加熱吸煙によって覚せい剤を使っている人に多い病気としては，肺に水がたまって呼吸困難となる**肺水腫**や，目の角膜がただれる**角膜潰瘍**が知られています。

(1) 脳への影響

　覚せい剤のさまざまな体への影響を考えるとき，もっとも多く見られる障害は脳の障害です。その障害は，CTスキャンやMRIでは確認できない，非常に小さなものです。具体的にいうと，脳は何千億という数の「神経細胞」から成り立っていますが，覚せい剤が障害するのは，この神経細胞です。
　下の図を見てください。これは脳血流シンチグラフィーという脳の血流を調べる検査の結果です。写りがあまりよくないですが，これは，脳の血流量を，正常人の脳（左：正常）と覚せい剤依存者の脳（右：異常）とで比較しています。

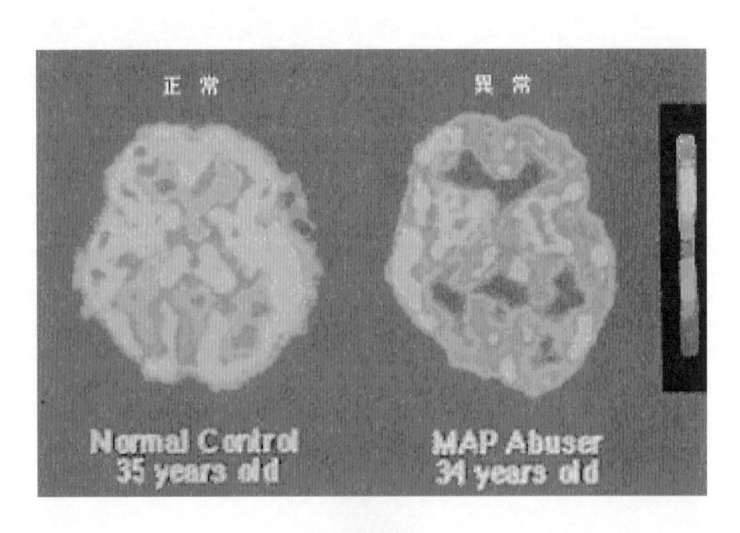

脳のなかで白っぽく映っている部分は、そこには十分に血液が行きわたっていることを意味しています。この2つの脳を見てみると、覚せい剤依存者の脳では「白っぽい部分」が少ないのが分かりますか？ つまり、覚せい剤依存者では、脳のすみずみまで血液が行きわたっていないのです。

なぜこのような現象が起こるのでしょうか？ それは、血液の行きわたらない部分は、もはや血液を必要としていないからです。その部分の神経細胞はすでに死んでしまって機能しておらず、したがって酸素や栄養分を運ぶ血液を必要としていないのです。

覚せい剤によって神経細胞がどのように障害されるのかを示したものが、下の2つの図です。神経細胞は、中心部分である細胞体、それから軸索という細長くのびた枝から成り立っています。覚せい剤はこの両方に影響を与えます。覚せい剤が作り出す、**活性酸素**と呼ばれる有害物質によって、細胞体が消滅し、それに伴って軸索も消滅する場合もありますし、軸索だけが萎縮して消滅する場合もあります。

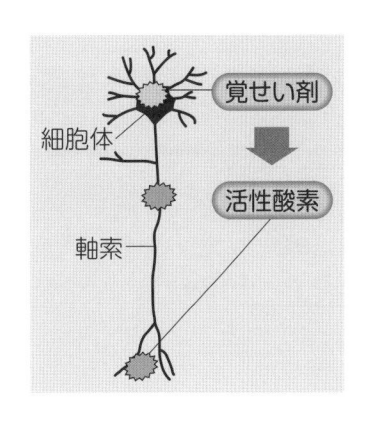

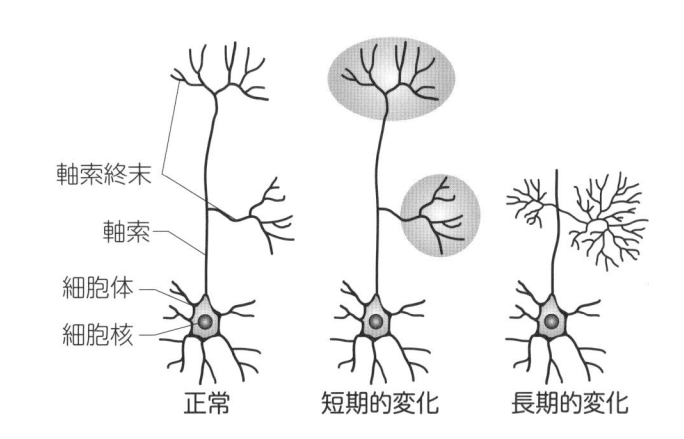

(2) 薬物による脳障害の症状

いずれにしても、わたしたちの思考や感情は、こうした神経細胞が、おたがいに軸索を伸ばして連結し、非常に複雑なネットワーク回路を作ることで成り立っています。覚せい剤によってこうしたネットワークが破壊されてしまうと、**幻聴や勘ぐり**が出現するようになります。覚せい剤を使いはじめの頃に比べると、**たくさんの覚せい剤を使わないと快感が得られなくなる**一方で（**耐性**）、**幻聴・妄想といった不愉快な症状は、ごく少量の覚せい剤でも出現するようになってしまう**のです（**逆耐性**）。これがさらにひどくなると、覚せい剤をやめて何年経っても消えない、**慢性的な幻覚・妄想状態**、あるいは無気力状態（**無動機症候群**）や認知症（痴呆）のような状態となってしまうこともあります。

神経細胞ネットワークの破壊によるもっとも悲しい障害は、性格が変化し、自分らしさが消えてしまうことだと思います。しばしばみられる性格の変化は、**無気力で無責任、感情的にも不安定になりやすく、ささいなことでキレてしまったり、自己中心的な物の見方・考え方しかできなくなってしまう**というものです。こうした覚せい剤による性格変化は、なかな

か自覚しにくいものですし，一緒に薬物を使っている仲間にも分かりません。しかし専門家や家族から見ると，**「人の話にじっくりと耳を傾けられない」**という特徴から一目瞭然です。

　その意味では，A.A. や N.A. といった自助グループ，あるいは DARC などで行われているミーティングに出席し，仲間たちの話に耳を傾ける練習をするのは，こうした覚せい剤による神経細胞の障害からのリハビリとして効果があるのではないかと思います。

　実は，このような脳の障害は，大麻やシンナー，あるいはアルコールの場合でも同じように起こることが明らかにされています。

Q3 あなたには，アルコールや薬物使用による脳の障害と思われるような症状はありますか？　ある場合は，どのような生活上の注意やリハビリが必要だと思いますか？

　　ある　・　ない
　（ある場合）生活上の注意点：

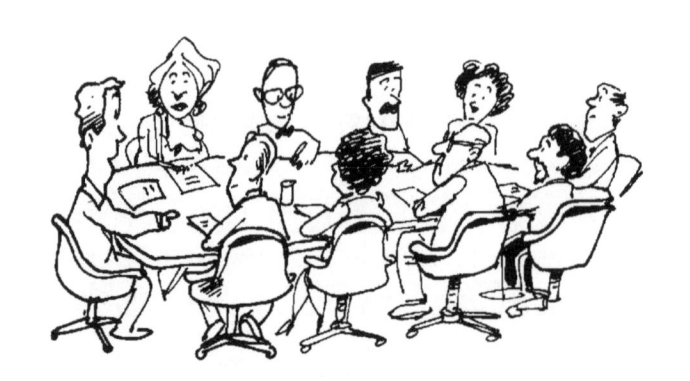

年　月　日

第17回
依存症ってどんな病気?

● 依存症の7つの特徴

　依存症とは，一般に「○○をやめたいと思っているにもかかわらず，つい使ってしまい，自分の心や体の健康を損なったり，職業的・社会的な活動に障害をひきおこしてしまう病気」と説明されています。「○○」の部分には，アルコールや薬物が——人によってはギャンブルとか買い物も——あてはまります。しかし，これだけではよくわからないですよね?
　今回は，依存症の7つの特徴を理解しておきましょう。

(1) 一次性の病気です
　依存症についてよくある誤解は，「意志が弱い」，あるいは「性格に問題がある」ことが原因であるというものです。また，「幼少期のトラウマ（＝心の傷のこと）のせいで」とか，「仕事のストレスから」とかいったことを原因と誤解している人もいます。
　しかし，そうではありません。1回もアルコール・薬物を使ったことがない人は，目のまえにアルコール・薬物を置かれても何も感じませんが，アルコールをたしなんだことのある人，または，薬物を使ったことがある人の場合は違います。心拍数が上がって血圧が上昇し，精神的に動揺して，目のまえのアルコール・薬物を「使おうか，使うまいか」考えて迷いはじめます。こうなると，欲求が生じるのは時間の問題となります。要するに，アルコール・薬物を使ったことのない人には欲求が生じることはなく，あくまでも，使ったことのある人にだけ強い欲求が生じるわけです。
　アルコール・薬物依存症の原因は，アルコール・薬物を使ったことにあるのであって，意志や性格ではありません。たとえトラウマやストレスがあっても，アルコール・薬物を使わなければ，アルコール・薬物依存症にはなりません。これが，「一次性」という言葉の意味です。

(2) 慢性の病気です

　慢性の病気というと，多くの人が思い浮かべる病気は，高血圧や糖尿病だと思います。ひとたび高血圧とか糖尿病と診断されると，塩辛い食べ物をいくら食べても血圧が上がらないとか，ケーキ・バイキングで好きなだけケーキを食べても血糖値が上がらないとかいう体質には戻れません。つまり，「慢性」という言葉が意味しているのは，「治らない」ということなのです。

　同じように，**一回でもアルコール・薬物の快感を経験した人は，脳にアルコール・薬物を求めてやまない部分が生じてしまい，生涯これを消すことはできません**。どんなに理性をもってしても，アルコール・薬物を目のまえにして欲求が生じない体質に戻ることはできないのです。アルコール・薬物依存症は，治ることのない，慢性の病気なのです。

　治らないからといってがっかりすることはありません。たしかに高血圧や糖尿病は治らない病気ですが，毎日，食事に気をつけ，必要に応じて服薬をすれば，これらの病気とうまくつきあい，社会的に活躍している人はいくらでもいます。同じように，**アルコール・薬物依存症は治りませんが，アルコール・薬物を使わない生活を一生続けることによって，失われた社会的信頼や経済的損失を回復することは十分に可能です**。

(3) 進行性の病気です

　誰でもアルコール・薬物をはじめた頃は，自分なりにコントロールして使っていたはずです。週末しか使わず，仕事や家事にも支障を来さず，誰にも迷惑をかけず，誰からも疑われることなく，アルコール・薬物を使えていた時期もあったでしょう。しかし，アルコール・薬物を使いつづけているうちに依存が進行してきて，さまざまな問題が生じたわけです。

　このように，アルコール・薬物をほんの少しでも使っているかぎり，依存症は進行しつづけますし，再使用するたびに依存は深刻化し，失うものが大きくなります。**たとえ10年間，アルコール・薬物をやめていても，10年後に再びアルコール・薬物を使えば，10年前の使い方の段階から進行が再スタートするのです**。依存症の進行をとめるためには，アルコール・薬物をやめるしかありません。

(4) 死亡率の高い病気です

　アルコール・薬物にかぎらず，アルコール・薬物の依存症は死亡率が高い病気です。身体をこわして死亡する人も多いですが，自殺か事故かわからない死に方をする人もとても多いです。

　特に自殺の多さが際だっています。うつ病よりも多いと考えてもいいでしょう。その原因としては，①アルコール・薬物依存が進行するにつれて，仕事や家族をはじめとして多くのものを失い，社会的に孤立してしまうこと，②アルコール・薬物の幻聴に追いつめられたり，③アルコール・薬物の離脱期に重いうつ状態に陥ったりすることがあげられます。

(5) 性格が変化します

　性格が原因で依存症になるわけではないことは，すでに述べたとおりです。しかし，依存症になった結果，かつてとは別人のような性格になってしまうことがあります。家族をかえりみることなく，給料を家計に入れずにアルコール・薬物につぎ込み，家族にさまざまな嘘をつき，周囲からの信頼を裏切ります。ささいなことで激しく怒り，暴力をふるい，何かにつけていいがかりをつけます。

　依存者の多くは，幼い頃からこうした性格であったわけではありません。それどころか，子どものころには，素直で優しかった人も少なくありません。つまり，嘘つき，乱暴，自分勝手，冷酷さ，などはアルコール・薬物によってもたらされたものです。アルコール・薬物をやめつづけることによって，かつての自分をとりもどすことができます。

(6) 依存対象が容易に他のものへと移行します

　ひとたび何かの依存症になると，脳が何事にものめり込みやすい体質を記憶してしまいます。薬物をやめた後にアルコールに依存し，アルコールをやめると今度はギャンブルにはまったり，仕事にのめり込んだりする例は，非常に多く見られます。また，アルコールや薬物をやめた後に，ダイエットや食べることにはまりこみ，拒食や過食・嘔吐といった摂食障害の症状が出る人もいます。

　アルコール・薬物をやめた後にみられる，こうしたさまざまな依存症的行動は，最終的にはアルコール・薬物再使用の可能性を高めるので，注意が必要です。

(7) 人を巻きこむ病気です

　依存症は，周囲の人を巻きこみ，さまざまな影響をあたえます。依存者を手助けしたいと思ってさまざまに援助しているうちに，共依存という人間関係の「依存」におちいり，かえって依存者の病気を悪化させてしまうこともあります。

　恋人や配偶者がうつ病になってしまうことがありますし，幼い子どもの心には大きな傷が残ります。親がアルコールや薬物の依存症の場合，子どもが何らかの依存症になる率は4〜5倍に高まります。そうした子どもは，「自分は親のようにはならない」と決意しながらも，何かのきっかけでアルコールや薬物に手を出すと，あっという間に依存症におちいってしまいます。依存症の親を持つ子どものなかには，摂食障害（拒食症や過食症のことです）や自傷行為，ひきこもり，自殺行動といった心の問題を持つようになる人も少なくありません。

　子どもの目の前で薬物を使うこと，また，子どもに隠れて使ったにしても，薬物のせいで親の感情が不安定になることは，それだけで子どもに虐待と同じ影響を与えると考えてよいでしょう。

Q1 あなたは，自分のアルコール・薬物の問題によって，どのような人に，どのような影響を与えてきたでしょうか？

_____
_____
_____
_____
_____

● アダルトチルドレンについて

　親がアルコールや薬物の依存症である子どものことを，**アダルトチルドレン**といいます。こうした子どもは，親がアルコールや薬物を使って家庭を顧みなかったり，気分屋で突然怒り出したり，家族で出かける予定が突然キャンセルされてしまったりするのにふりまわされています。しかし子どもは，「親が悪い」とは考えず，**「自分が悪い子どもだから親はこうなっている」**と考える傾向があります。

　そのような子どもの多くは，こうした家庭のなかのさまざまな不幸を外の人に話さない傾向がある，といわれています。子どもながらに話してはいけないと感じているのです。周囲には少しもそういった気配は感じさせずに，学校では「ひょうきん者」を演じたり，「優等生」であったり，あるいはその反対に，「非行少年」であったりします。いずれも，家庭における親の問題から，周囲の関心をそらすための行動です。

　アダルトチルドレンたちは，自分の能力を発揮できない人が多く，実際の能力よりも低い水準の学歴や職業についている人が多いといわれています。また，恋人や配偶者を選ぶ際にも，「自分には価値がない，ダメな自分にはこういう人じゃないと釣り合わない，安心できない」といった考えから，アルコールや薬物依存，ギャンブル，浮気，暴力といった**問題がある人ばかりを選ぶ**傾向があります。

　なかには，ワーカホリック（＝仕事中毒，仕事依存）的な努力によって社会的な成功を手に入れる人もいますが，心が満たされないままの人生を送る人も多いようです。そうしたなかで，いつしかアルコールや薬物におぼれるようになる人もいます。そして今度は，その次の世代に，新しいアダルトチルドレンを作り出していくのです。

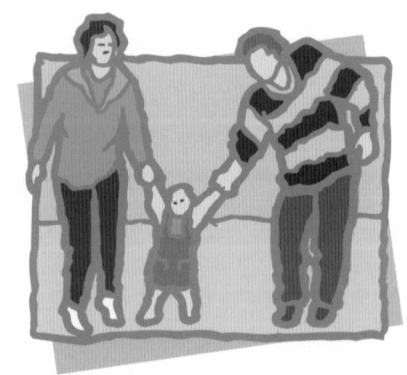

Q2 アダルトチルドレンという言葉を知って，あなたの家族やあなた自身について，どんなことを考えましたか？ 子どものころに親のアルコール・薬物の問題で困(こま)らされたことはありますか？

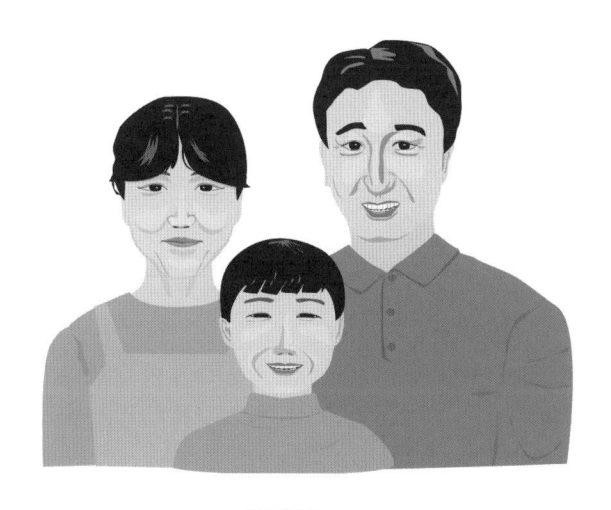

年　　月　　日

第18回

危険な状況を察知する

● 危険な状況「H.A.L.T.」
　～腹をすかすな，腹を立てるな，孤立するな，疲れるな～

　H.A.L.T. とは，空腹のとき，怒っているとき，孤独でさびしいとき，そして疲れたときが，とくにアルコールや薬物に再び手を出してしまいやすい，ということを思い出してもらうための略語です（「halte」という単語には，「立ち止まる」という意味もあります）。

(1) HUNGRY －空腹－
　お腹がすいていると，アルコールや薬物を使いたくなることが多いといいます。空腹時にスーパーに買い物に行くと，ついついお酒に手を伸ばしたくなってしまうかもしれません。また，お腹がすくと，不安になったりイライラしやすくなってしまいます。

(2) ANGRY －怒り－
　イライラしているときにアルコールや薬物を再使用してしまう人はとても多いです。多くの人にとって，怒りをうまくしずめるのは，簡単なことではありません。
　しかし，結果がどうなるかも考えずに怒りをあらわにしたり，暴力をふるったり，あるいは，アルコールや薬物を使って怒りをまぎらわせようとするのは，健全な方法ではありません。かといって，怒りをおさえこんで，まるで何もないかのようにふるまうことも，賢いやり方とはいえません。
　どんなときに怒りが生じやすいのか，どうやって怒りをコントロールしたらいいのか，スタッフと話し合いながら取り組んでいくことが大切です。

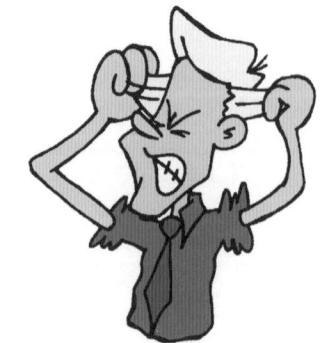

(3) LONELY －孤独－

　回復への道のりは孤独なものです。
　アルコールや薬物使用による影響で，人間関係が壊れてしまっている人も少なくないでしょう。精神障害のせいで，友人とのつきあいができなくなってしまった人もいることでしょう。アルコールや薬物のために，大切な人が自分のもとから去ってしまったという人もいるかもしれません。そして，あなたが自分の回復への道を歩みはじめることを決意したならば，アルコールや薬物を使う仲間とのつきあいもあきらめなくてはいけません。
　こうした孤独感はとてもつらいものです。孤独感から，再びアルコールや薬物に手を出してしまいやすくなります。

(4) TIRED －疲労－

　アルコールや薬物を断ち切ってから，睡眠の障害が生じることがあります。また，退院してまもない時期，新しいデイケアや作業所，回復施設に通い初めてまもない時期，仕事をはじめてまもない時期は特に注意が必要です。新しい環境の緊張感のために，うまく睡眠をとることができず，疲れがたまりがちです。
　疲れは，しばしば再使用の引き金となります。へとへとになっていたり，エネルギーが不足していると，アルコールや薬物の力を借りたくなることも多いでしょうし，健全な方法で対処することがむずかしくなります。

Q1 あなたが上にあげた空腹，怒り，孤独，疲労といった危険な状態になってしまいやすいのは，どんなときですか？

空腹：
_____
_____

怒り：
_____
_____

孤独：
_____
_____

疲労：
_____
_____

Q2 アルコールや薬物の誘惑にのってしまいやすい状況—H.A.L.T.—を避けたり乗り切ったりするために，あなたにはどんな対策が考えられますか？

空腹：

怒り：

孤独：

疲労：

● 依存症的な行動

　薬物やアルコールの使用に伴う行動，使用していたときに見られた行動を**依存症的な行動**といいます。薬物やアルコールを使っているときの生活を思い出してみてください。昼夜逆転していたり，約束をすっぽかしたり，借金をしたり，だらしない生活を送ったりしていませんでしたか。その他にも，薬物を手に入れるために，あるいは，使っていることを隠すためにしていたことはありませんか。**嘘をつくこと，盗むこと，不誠実であること，何かに没頭しやすいこと**なども，薬物やアルコール使用時に見られる行動，つまり，**依存症的な行動**の典型例です。まだ再使用には至っていないとしても，生活パターンや行動が使っていたころのように乱れはじめてきたとき（つまり，依存症的な行動が出はじめたとき）は，「危険な状況」に陥っていると考えてください。

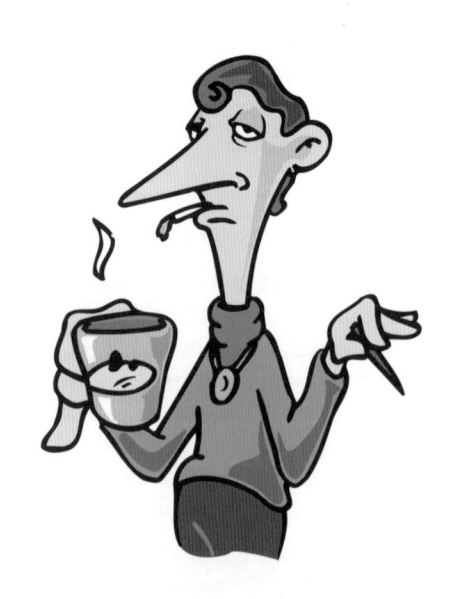

Q3 アルコールや薬物を使っているときに見られる行動（＝依存症的な行動）について，あなたにあてはまりそうなものを選んでください。

- ☐ 学校や仕事をやすむこと
- ☐ 嘘をつくこと
- ☐ 盗みをすること
- ☐ 金づかいが荒くなること
- ☐ 通院や服薬をしなくなること
- ☐ 昼夜逆転
- ☐ 人付き合いが，薬物やアルコールと関係する人ばかりになること
- ☐ 無責任なふるまいをすること（家族や仕事上の約束をはたさないこと）
- ☐ 信頼できないふるまいをすること（約束に遅れる，約束を破ること，など）
- ☐ 健康や身だしなみに注意しないこと（汚れた服を着ること，運動をやめること，食事がかたよったり不規則になること，不潔な状態でいること，など）
- ☐ 衝動的にふるまうこと（先のことを考えることなく行動する）
- ☐ 仕事の習慣をかえること（働く時間が増える／減る，全く働かなくなる，新しい仕事をする，働く時間帯をかえる，など）
- ☐ ものごとに興味をなくすこと（余暇活動，家庭生活，など）
- ☐ 孤独になること（大部分の時間をひとりきりですごすこと）
- ☐ 細かいことにこだわりすぎてしまうこと

依存症の専門家のなかでよくいわれている言葉があります。それは，**「再使用に先立って，必ず再発している」**というものです。ここでいう**再発**とは，まだ薬物やアルコールは使っていないものの，そろそろ危ないぞという「黄色信号」が点滅しはじめており，行動パターンや物の考え方・感じ方のパターンが，薬物やアルコールを使っているときと同じ状態になっていることを指します。

この再発の段階で，本人が自分の状態に気づき，行動を変えることができれば，再使用を防げますが，気づかなければ，そのまま再使用となってしまいます。（同じ現象のことを，A.A. の人たちは，「ドライ・ドランク（しらふの酔っぱらい）」ともいいます。）

これらの知恵から以下のようにいえると思います。

「アルコールや薬物の再使用は，ある日突然起きるのではなく，生活のささいな乱れや小さな嘘がつみかさなって，少しずつ時間をかけて準備される」。もしも，しばらくのあいだがんばってやめていたけれど，その後再使用してしまったという経験を持つ人がいたら，そのときのことを思いだしてみてください。再使用の少し前から，決まった予定をさぼりがちになったり，都合の悪いことをごまかすことが増えたり，行動や気持ちの面で何らかの変化が生じていたのではないでしょうか。

回復のためには，毎日の日常生活を大切に，そして，ていねいに生きていくことが重要なのです。

Q4 人から，依存症的な行動について指摘された場合（たとえば「最近，生活が乱れぎみでは？」「お金を使い過ぎでは？」「ひきこもりがちじゃない？」など），あなたは，その指摘に素直に耳を傾けられますか？ 実際にそうした指摘を受けたときのこともふまえて答えてください。また，あなたの場合は，特にどんな言動が出始めたら，要注意だと思いますか？

素直に耳を傾けられる？ → できそう ・ できなさそう

_____
_____
_____
_____

とくに要注意だと思う言動→

_____
_____
_____

● 今日一日のことだけ考えよう

　アルコールや薬物をやめることは簡単です。
　おそらくあなたもこれまで何度でもやってこられたことでしょう。むずかしいのは，やめつづけることです。
　とはいえ，「これから一生ずっとアルコールや薬物をいっさいしないのか」と考えるだけで，その時間の膨大さに圧倒されて押しつぶされ，途方に暮れてしまうでしょう。また，昔の嫌なことを思い出すと，それだけでイライラしてきて，「とてもしらふではいられない」という気分になってくるかもしれません。
　それでは，長い期間にわたって，アルコールや薬物を使用しないでいるためには，どうしたらよいのでしょうか。
　多くの先輩たちが，再使用しないための秘訣を教えてくれています。そのひとつに，「いま現在，困っていることしか考えない」ということがあります。明日の心配事は，少なくとも今日は決して起こらないだろうし（それは明日になってから考えればよいでしょう），昨日の失敗は変えられません。
　昨日の失敗や明日の心配事に心を奪われてしまうと，今日を生きるために必要な心のエネルギーがむだに消費されてしまいます。あなたは心のエネルギーをいま現在のことにつかわ

なければいけません。

　今日のことだけに集中するのは簡単ではありません。しかし，アルコールや薬物を使いたくなったときに，今までのように，「これで最後の一発だ。明日からは絶対にやめるぞ」と考えて，結局いつになってもその明日が来ない，というのをこれ以上くりかえすべきではありません。**「今日だけはアルコールや薬物を使わずにすごそう。使うのは明日にしよう」**という風に，考えを切りかえるべきです。

　このように，今日のことだけにとりくみ，「今日1日」のすごしかただけを考えることで，アルコールや薬物を使わずにすごす日々がつみかさなっていきます。

　日々のつみかさねが1週間になり，1週間のつみかさねが1カ月になり，そしてさらにそれ以上の期間へと，アルコールや薬物なしで過ごしている期間が伸びていくことでしょう。

Q5 あなたが，1日のうちで，もっともアルコールや薬物を欲しくなってしまうのは，どんな状況・時間帯ですか？

Q6 これまでに，上の質問で答えた状況や時間帯を乗りこえるのに成功した経験はありますか？ それはどんな工夫によってうまくいったのですか？

　成功した経験が　　ある　・　ない

（成功したことのある人は）　どんな工夫で？　→

第19回

アルコールをやめるための三本柱
── 抗酒剤について ──

　みなさんは，アルコールをやめるために大切な「三本柱」のことを知っていますか？

● **三本柱とは？**

　アルコールをやめるための三つの大事なもの（つまり，「三本柱」です）として，次の3つがあります。
- **抗酒剤**
- **通院**
- **自助グループ**

　人によって，これにもう1つ，周囲の人に対する「断酒宣言」を加えて，「四本柱」が大事という場合もあります。この3ないし4つの柱は，たくさん実行している人ほど，アルコールをやめられる確率が高いということが知られています。

Q1 いまのあなたは，このなかのいくつの柱を実行しようと考えていますか？

①4つ　②3つ　③2つ　④1つ　⑤なし

　こうした三本柱のうち，今回は，抗酒剤についてとりあげたいと思います。

抗酒剤って何？

　ごくまれに，「アルコールをまったく受けつけない体質」の人がいます。その人は，ほんの少しでもアルコール飲料を飲むと，顔が真っ青になって，心臓がひどくドキドキして，ものすごい吐き気におそわれてしまいます。こういう体質の人は，100～150人に1人くらいいるといわれています。

　抗酒剤とは，毎日，それを服用することによって，人工的に，そのような「アルコールをまったく受けつけない体質」にする薬です。この薬を服用すると，ほんの少しのアルコール飲料を飲んでも，吐き気と心臓のドキドキがひどくなって気持ち悪くなってしまい，まったくアルコールを楽しめなくなります。

　抗酒剤は，本気でアルコールをやめたいと思っている人にとっては，とても強い味方になります。抗酒剤の効果について，以下にまとめてみます。

抗酒剤の効果は？

(1) 朝起きたときの決意を1日中保つことができます。

　たとえば，朝起きてこの薬を服用すると，少なくともその日1日はアルコールを飲んでもまったく楽しむことができなくなります。どんなに本気にアルコールをやめたいと自分に誓った人でも，夕方を過ぎてあたりが暗くなると，ついつい「今日一日がんばった自分にごほうびをあげたい」と思ってしまうものですが，朝のうちに抗酒剤を服用しておけば，そんな気持ちにならないですみます。

(2) 誘惑から自分を守ることができます。

　自分ひとりのときには「アルコールはいっさい飲まない」とかたく決意している人でも，他人から誘われると，どうしてもうまく断れないという人はあんがい多いものです。そんな人でも，朝のうちに抗酒剤を飲んでおけば，たまたま街で出会った友人から，「これから一杯どうだい？」と声をかけられても，「今日はやめておくよ」と断ることができます。あるいは，どうしても，夜，飲み屋の多い繁華街を通らなければならない場合には，あらかじめ抗酒剤を飲んでおくと，「変な気持ち」にならないですむことでしょう。

(3) 周囲の人を安心させ，あなたへの信頼感を高めます。

　古い格言で，「酒飲みの言葉と涙は信じるな」というものがあります。これは，「アルコールが好きな人がいくら『もうおれは酒をやめた』と宣言しても，決して信じてはいけない」ということを意味しています。もしもあなたが酒飲みならば，家族や友人はなんどもあなたに裏切られ，嘘をつかれているはずです。ですから，いくらあなたが「もうぜったいに酒を飲まない」と主張しても，周囲の人はついつい，「きっとそのうち飲むはずだ」とか，「隠れ

て飲んでいるかもしれない」などと考えてしまいがちです。
　家族や，病院や施設の援助者も，なんとなくあなたを「疑いの目」で見ているかもしれません。あなたが外出するたびに，「外でアルコールを飲んでいるのではないか」とハラハラして心配しているかもしれません。こうした状況のなかで，あなたも，「なんでみんな俺のことを信じてくれないのか？」とイライラすることでしょう。
　しかし，あなたが毎朝，「抗酒剤を服用する」という行動をしていれば，その行動によって，周囲の人たちは，あなたの「本気」を信じることができますし，安心します。抗酒剤は，あなたを助けてくれる家族や援助者にとっての「安定剤」といえるかもしれません。

(4) 最初の1年間の「断酒」成功率を高めます。

　アルコールの問題を持っている患者さんのなかには，「俺は抗酒剤はいらない。俺はそんなものなしでも酒なんかやめることができる」と自信満々で話す人がいます。でも，実際には，そういった人の多くがアルコールを断ち切ることができなかったりします。そのような人たちは，自分でも気づかない無意識のうちに，まだまだアルコールに対する未練があるのです。そのために，抗酒剤によって自分の身体を「飲めない身体」にすることに抵抗感を抱いているのだと考えられます。
　また，まだまだ退院してから1年間の断酒を達成していないのに，「もう何カ月間も断酒をしてきました。だから，大丈夫です。抗酒剤なんかなくても，この先ずっとアルコールは口にしない自信があります。ですから，もう抗酒剤は飲まないでいいと思います」などという患者さんもいます。でも，不思議なことに，そういって抗酒剤をやめた患者さんのほとんどが，まもなくスリップ（ふたたびアルコールを口にしてしまうこと）してしまうのです。おそらく，こういった患者も，「飲める身体」を準備するために，無意識のうちに抗酒剤をやめるようになったのでしょう。
　抗酒剤を飲みたくないという気持ちの裏には，自分でも気づかないうち，**アルコールに対する未練がひそんでいる**，と考えるべきです。
　最初の1年間の断酒を成功させるうえで，抗酒剤はとても頼りになる武器となります（ちなみに，2年以上の断酒をつづけるには，抗酒剤だけでは不十分です。A.A.や断酒会などの自助グループへの参加が欠かせません）。

Q2 あなたは，アルコールや薬物の問題に関して，自分を担当する援助者（病院や施設のスタッフ，保健所の職員や福祉事務所のケースワーカーなど），あるいは家族などに信頼してもらえていると感じていますか？

　　　はい　・　いいえ

● 抗酒剤にはどんな種類があるの？

抗酒剤には2つの種類があります。それは，シアナマイドとノックビンです。

(1) シアナマイド

シアナマイドは，無色透明・無味・無臭の液体です。

服用直後から抗酒作用（アルコールを摂取すると，気持ち悪くなる作用）があらわれて，その効果はおよそ24時間持続します。したがって，翌朝になれば，ふたたび「飲める体質」に戻っています。

この薬は，「**今日一日**」とか，「**今日だけはアルコールは飲まないでおこう。飲むなら明日にしよう**」という「断酒の秘訣」にぴったりの薬だと思います。

副作用は，約1割程度の人に，皮膚に湿疹があらわれることです。湿疹があらわれた場合には，次に説明するノックビンに切りかえることになります。また，シアナマイドを服用していると，血液検査で肝機能を示すデータ（GOTやGPT）がほんの少し高くなりますが，特に心配はありません。アルコールにくらべれば，ずっと肝臓への負担は少ないです。

(2) ノックビン

ノックビンは，白い粉末の薬です。

この薬の場合，服用をはじめてから効果があらわれるまでには，1～2週間くらいは毎日服用する必要があります。そのかわり，服用をやめても2～4週間くらいは効果が持続します。「シアナマイドだと飲み忘れてしまうことが多い」という人には向いているかもしれません。また，アルコールに対する欲求がひじょうに強いときには，シアナマイドとノックビンの両方を服用する方法もあります。

副作用は特にありませんが，人によっては抗酒作用があらわれない体質の人がいます。

Q3 あなたは，シアナマイドとノックビンのどちらが自分に適していると思いますか？　また，その理由はなんですか？

① シアナマイド　　② ノックビン　　③ どちらでもない

理由：

● 抗酒剤はいつ・どんなふうに服用したらいいの？

(1) いつ服用するの？

　抗酒剤は，1日のどの時間に服用しても，同じように効果があらわれます。しかし，夕方から夜にかけての，もっともアルコールを飲みたくなる時間帯に服用するという方法だと，失敗することがあります。なぜなら，その時間帯になると，どんな人でも「一杯やりたい」と思うものです。そんなふうに，心のどこかにアルコールが飲みたい気持ちがあるときには，そもそも抗酒剤など服用する気持ちになどなれないものです。

　いちばんのおすすめしたい方法は，朝，起床してすぐ抗酒剤を服用するというものです。アルコールをやめていると，朝の目覚めの気分もよいものです。ほとんどの人が，「ああ，断酒していてよかった」と思います。このときに服用してしまうことがポイントです。目覚めてすぐ服用することができない場合でも，午前中のうちに服用することをおすすめします。

(2) どんなふうに服用するの？

　もしもあなたが，家族といっしょに生活しているのであれば，家族のまえで服用するとよいでしょう。また，グループホームや中間施設で生活するならば，その施設の職員のまえで服用するとよいでしょう。あるいは，ひとり暮らしというのであれば，毎日通うことになっているデイケアや作業所の職員のまえで服用するのもよい方法です。

　ようするに，あなたが毎日，抗酒剤を服用していることの証人を立てるのがよいと思います。抗酒剤は，自分のことをいちばん信じてほしい人のまえで服用するのがポイントです。また，入院中の方は，入院中から服用を始めて，習慣づけておきましょう。

● 抗酒剤の服用中は何に気をつけたらいいの？

　抗酒剤を服用している期間は，料理にアルコールを使うことをできるだけ避けた方がよいでしょう。もっとも，加熱している料理ならば，だいたいの場合，心配はいりません。

　しかし，ケーキなどの洋菓子には注意してください。洋菓子では，かなり度数の強いアルコールが含まれていることがあるので，抗酒剤服用中に食べると，なんとなく気持ち悪い感じになります。

● もしもうっかりアルコールを飲んでしまったら……

　抗酒剤を服用しているのに，うっかりお酒を飲んでしまった場合には，すぐに内科の病院や救急病院にいきましょう。そこで，担当医に，「自分はアルコールをやめるために抗酒剤を服用しているが，うっかりアルコールを飲んでしまった」と伝え，点滴をしてもらいま

しょう。
　点滴をすることで，尿がたくさんでて，体内からすみやかにアルコールが出ていきます。急に気分がよくなるわけではありませんが，徐々に気分は楽になります。たいていの場合，入院する必要はありません。

● 抗酒剤はいつまで服用したらいいの？

　抗酒剤をいつまで服用するのかについては，とくに決まりはありません。10年以上服用している人もいますし，1年くらいで服用をやめ，あとは抗酒剤なしで断酒している人もいます。人によってさまざまであるといってよいでしょう。
　原則として，退院して1年間の完全断酒を達成するまでは，抗酒剤の服用をつづけた方がよいでしょう。地域で1年間の完全断酒を達成し，さらにA.A.や断酒会などの自助グループにつながっている人ならば，主治医と相談のうえで，ひとまず抗酒剤の服用をやめてみるのもよいと思います。

● 抗酒剤を服用するのはアルコール依存症の人だけ？

　抗酒剤が必要な人は，アルコール依存症の人だけではありません。依存症ではないけど，飲むと暴力的な行動をとりやすい人，また，薬物依存の問題があって，飲酒すると薬物の欲求が出てしまう人も，抗酒剤が必要です。
　さらには，アルコールを飲むと，精神科の治療薬をきちんと服用できなくなってしまう人，躁うつのような気分の波が激しい人，さまざまなトラウマを抱えている人（飲酒すると自傷したくなったり，死にたい気持ちが強くなったりします）も，抗酒剤が必要だと思います。

Q4 これまでの人生をふりかえってみて，あなたはいつ・いかなるときでも，自分の意思は100％と信頼できると考えますか？　また，その理由はなんですか？

・信頼できる　　　　　　・信頼できない

理由：

年　月　日

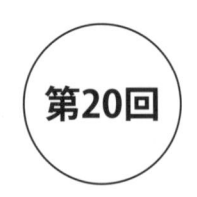

第20回
再発を防ぐには

　治療の第一歩は，薬物やアルコールを使うのをやめることです。そして，次のステップは，ふたたび使いはじめないことです。これはとても重要なことです。

● **再発とは何でしょうか？**

　再発とは，ふたたびアルコールや薬物を使ってしまう（再使用）ことではありません。大事なところなので，改めてくわしくとりあげたいと思います。**再発**とは，まだ薬物やアルコールは使っていないものの，そろそろ危ないぞという「黄色信号」が点滅しはじめており，行動パターンや物の考え方・感じ方のパターンが，薬物やアルコールを使っているときと同じ状態になっていることを言います。「**再使用の前に，必ず再発している**」という言葉を思い出してください。

　再発の兆候に気づく方法を学ぶことが大切です。これにより，回復途中の人たちが実際に薬物やアルコールの再使用にいたる前に，歯止めをかけることができます。再使用の一歩手前の「再発」の特徴を，行動（依存症的行動）と思考（依存症的思考），感情（感情のうっ積）とに分けて，それぞれ見ていきましょう。

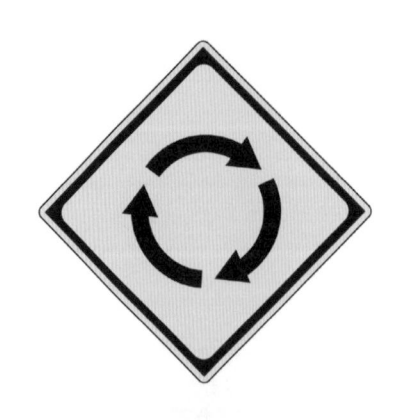

● 第20回 ● 再発を防ぐには

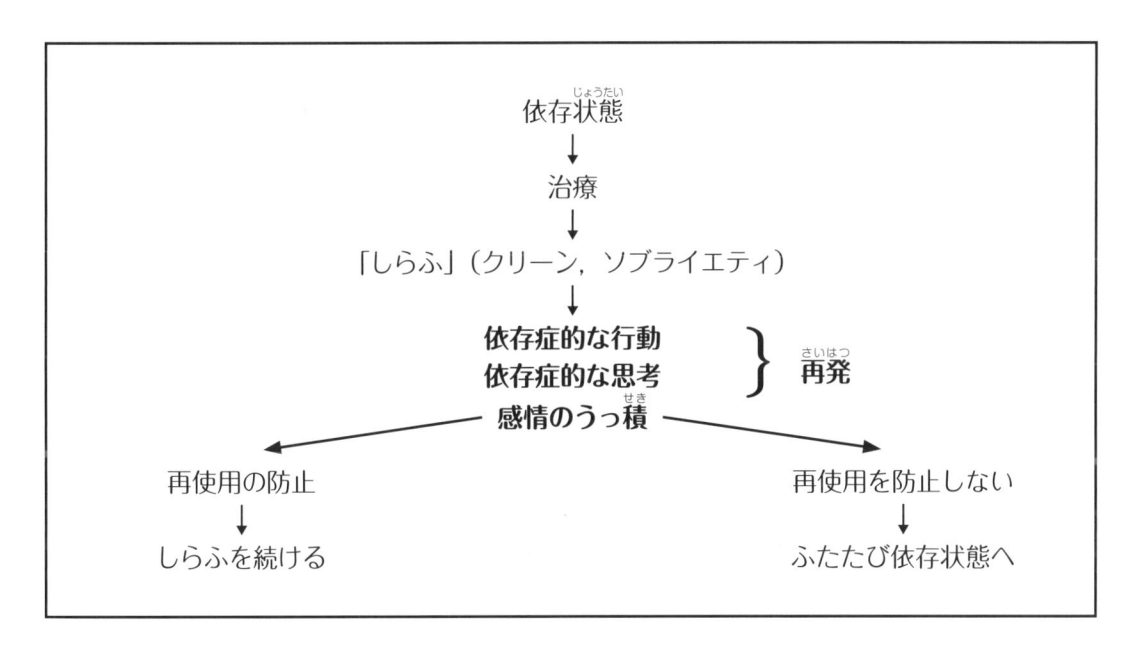

```
            依存状態
              ↓
             治療
              ↓
       「しらふ」（クリーン，ソブライエティ）
              ↓
         依存症的な行動     ⎫
         依存症的な思考     ⎬ 再発
          感情のうっ積      ⎭
         ↙          ↘
    再使用の防止      再使用を防止しない
       ↓                ↓
    しらふを続ける     ふたたび依存状態へ
```

● 依存症的な行動とは？

　薬物やアルコールの使用に伴ってみられる行動，使用していたときに見られた行動を「依存症的な行動」といいます。昼夜逆転などの生活パターン，薬物やアルコールを手に入れようとするための行動や，使っていることを隠すための行動などがあります。**嘘をつくこと，盗むこと，不誠実であること，なにかに没頭しやすいこと**などは，依存症的な行動の典型例です。

Q1 あなたの依存症的な行動（アルコールや薬物を使っていたころによく見られたの行動）について，書きだしてみてください。

● 依存症的な思考とは？

　アルコールや薬物を使っていたときの物の考え方はどうだったでしょうか。たとえば，**「一杯だけだから」**，**「まわりの奴もやってるんだから」**，**「一度くらいかまわないだろう」**，

「俺はそこまで使っていないし，いつでもやめられるから大丈夫」といったような考えはありませんでしたか。ようするに，アルコールや薬物を使ってもかまわないだろうと，使うことを正当化する考えを**「依存症的思考」**といいます。（A.A.［アルコホリクス・アノニマス］では，こうした考えを『くさい考え（Stinking thinking）』と呼んでいます。）

Q2 これまで，どのような依存症的な思考（アルコールや薬物を使ってもかまわないだろうと正当化する考え）が浮かんだことがありますか？　具体的にあげてください。

ある　・　ない
具体的には？→

● 感情のうっ積とは？

「感情のうっ積」とは，心のなかにわだかまった感情や，あなたを悩ませる強い感情のことをいいます。**退屈，不安，性的な欲求不満，いらいら，うつ**といったものが代表的なものです。こうした感情の背後には，薬物やアルコールに対する無意識の欲求があることも多いようです。こうした感情状態が続くと，アルコールや薬物に手をだしてしまいやすく，注意すべき状態です。

Q3 こうした感情のなかで，あなたがよく経験するものはありますか？

「依存症的な行動」，「依存症的な思考」，「感情のうっ積」が出てきているということは，つまり，「再発」しており，そのまま放っておくと再使用にいたってしまいやすいということです。

こうした危険なサインにきづいたら，さあ，あなたはどうしますか？ そんなときには，すぐにでも「行動を起こす」ことが大切です。頭のなかであれこれと考え込んではいけません。

以下のような行動を起こしてみてはいかがでしょうか？

□援助者に連絡・相談をする
□家族の意見をきく
□デイケア・作業所の意見を聞いてみる
□休みをとる
□A.A.やN.A.のミーティングにいく
□A.A.／N.A.の仲間に電話をする
□このワークブックを読みなおす
□スケジュールを立てる

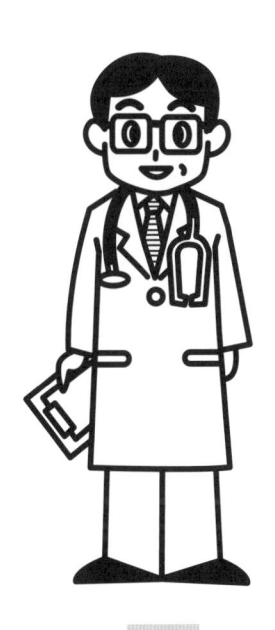

第21回 アルコールの問題を抱えた人の予後

　みなさんのなかには、「これから先、自分の病状や生活はどうなっていくのだろう？」という不安を抱えている人も少なくないと思います。今回は、アルコールや薬物の問題を持つ人の「その後の経過」について勉強しましょう。
　さて、アルコールの問題を抱えた患者さんは、治療を受けた後、どのようになっているでしょうか？　お酒はやめつづけているのでしょうか？　また、健康状態はどうなのでしょうか？

● 退院2年後の完全断酒率

　この疑問に答えるために、アルコール問題のためにある精神科の病院に入院となった211名の患者さんが、退院して2年後、どんな状態であるのかを調べたデータを紹介しましょう。
　その調査の結果は、退院後2年経過した時点で、完全断酒をつづけている人は29%、飲酒している人は58%、死亡した人は13%というものでした。
　また、これらの退院から2年経った患者さんたちの就労状態や家族との関係は、断酒しているかどうかということと密接に関係していました。断酒している人の方が、仕事についている人、あるいは、家族とよい関係を持てるようになった人が、はるかに多かったのです。このことから、アルコール問題のある患者さんの場合には、断酒していなければ、社会復帰がうまくいかないことがわかるでしょう。

● 退院後の時間経過と断酒率

　退院した後は，時間の経過にしたがって，まったくアルコールを口にせず断酒を継続している人の数は徐々に減少していく傾向がみられます。別の調査で，退院後の時間経過と断酒率の変化を調べたものがあります。下の図をみてください。

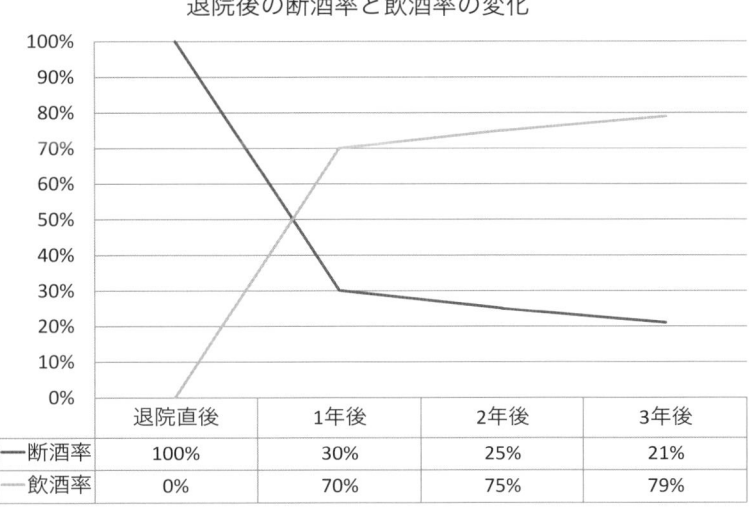

退院後の断酒率と飲酒率の変化

	退院直後	1年後	2年後	3年後
―断酒率	100%	30%	25%	21%
―飲酒率	0%	70%	75%	79%

　上の図を見てわかるとおり，退院1年後の断酒率は30％，2年後は25％，3年後は21％となっています。つまり，退院して1年間で71％もの人が飲酒してしまっていることが分かります（この図では，死亡した人の多くは「飲酒」に含まれています）。

　これは，ある意味ではしかたのないことなのかもしれません。アルコールを飲むことは社会で広く認められていますし，車の運転をしないかぎり，いつどこで飲んでも，法律をおかすことにはならないからです。現に，街のあちこちに自動販売機がありますし，コンビニエンスストアでもお酒を置いている店がほとんどです。また，仕事をするようになれば，職場での宴会はなかなか避けられません。患者さんが退院して戻っていく社会とは，まさにこのような誘惑がたくさんあります。そのせいで，退院して時間がたつにつれて減っていくのだと思われます。

　しかしその一方で，1年間の完全断酒した人のうち，2年後に飲んでしまった人はわずか5％であり，さらにその1年後に飲酒してしまった人は，わずか4％しかいなかったのです。ようするに，このことは，1年間の断酒に成功すると，2年後・3年後にも断酒できる人の割合はかなり高いという事実を示しています。

　アルコールの誘惑の多い社会で完全断酒をしていくのは，たしかに大変なことです。しかし，いちばん大変なのは最初の1年間であって，2年目以降は，多少は楽になる可能性があるのです。

Q1 あなたが1年間の完全断酒を達成するためには，どのような工夫や努力をする必要があると思いますか？ 思いつくかぎり，書きだしてみてください。ただし，「意志を強く持つ」「我慢する」などではなく，具体的な工夫や努力を書いてください。

● 自助グループ参加と予後の関係

　多くの研究によって，退院後に断酒会，A.A.（アルコホリクス・アノニマス），MAC（A.A. の入門ステップを通所のかたちでおこなうところ），N.A.（ナルコティクス・アノニマス），DARC（N.A. の入門ステップを入所・通所のかたちでおこなうところ）に通った人の方が予後がよいという事実が明らかにされています。

　さきほど紹介した，退院2年後の調査の対象となった患者さんのうち，退院後に1回でも断酒会・A.A.・MAC などの自助グループに参加した人の2年後の断酒率は 57%でした。一方，自助グループにいっさい参加しなかった人の断酒率は 27%でした。

　この結果は，「たった1回しか参加しなかった人」もふくめたものです。自助グループに継続して参加している人の場合には，さらに断酒率は高くなり，2年後の断酒率はおよそ 90%以上になるといわれています。

　自助グループに参加することは，「三本柱」のなかの1つですが，いま述べた結果を見ても，自助グループが非常に大切であることが分かっていただけると思います。

Q2 あなたは，自助グループへの参加についてはどうしようと考えていますか？その理由も教えてください。

　　参加しようと思う　・　参加しようとは思わない
【理由】

● アルコールの問題を抱えた患者さんの死因

　さきほどの調査では，退院後2年で患者さんの13%（27名）がすでに死亡していることが示されていました。別の調査でも，退院後5年で30%の人が，そして，10年後に50%の人が死亡しているという結果が報告されています。

　これらの結果は，アルコールの問題が「がん」よりもおそろしい病気であることを意味しています。なぜなら，「胃がん」の場合，5年後の死亡率はおよそ25%といわれていますし，「大腸がん」の場合では，5年後の死亡率はおよそ15%といわれています。いずれも，アルコールの問題を抱える人の死亡率よりも低い数字です。

　それでは，死亡が確認されたアルコールの問題を抱えた患者さんたちの死因はなんであったのでしょうか？

　死因でもっとも多かったのが肝硬変で，全体の40%を占めていました。つづいて，第2位が心不全で33%，第3位が事故・自殺で10%でした。亡くなられた患者さん27名のうち，26名は飲酒をつづけていました。断酒しているのに死亡した患者さんは，不幸にも「肺がん」になった方1名のみでした。

　ちなみに，肝硬変と心不全は，多くの研究によって，アルコールに問題を抱えた方の二大死因になっています。

● アルコールと自殺

　さきほど，アルコールに問題を抱えた方の死因の第3位が「事故・自殺」であることを紹介しましたが，アルコールは自殺とも密接な関係にあることが知られています。

　多くの研究から，アルコールを飲む習慣があることは，うつ病になったり，自殺したくなったり，実際に自殺行動をしてしまう危険を高めることが明らかにされています。

　たとえば，「夜あまり眠れない」という不眠症になった場合に，アルコールを飲むことで眠ろうとしつづけていると，次第に不眠症が悪化してしまいます。それだけではなく，うつ状態になって何もやる気が起こらなくなったり，イライラしやすくなったりして，最終的には自殺願望が生じてしまうのです。

　なかには，「うつうつとした気分」「落ち込んだ気分」をまぎらわせようとして，アルコールを摂取する人もいます。たしかに，アルコールに酔っているときには少し気分が軽くなる気がする場合もあります。しかし，つらい気持ちをアルコールでまぎらわすのはとても危険なことです。酔いから覚めた後には，むしろ気分は以前よりも悪化してしまいます。「むなしい」「さみしい」「自分はひとりぼっちだ」「このさき生きていても意味がない」などの気持ちが強まります。また，自分が抱えているつらさを解決する方法はほかにもあるはずなのに，「解決するには死ぬしかない」と思いこんでしまいやすくなってしまう危険もあります。

　もちろん，「酔ったいきおいで」自殺してしまう人もいます。一般に自殺した人の3〜4

割は，アルコールに酔った状態で自殺しているといわれています。
　うつ病，統合失調症，あるいは不眠症の治療薬を服用している人がアルコールを摂取すると，治療薬の効果がいちじるしく低下します。そのため，治療薬の量を増やさなければ同じ効果が得られなくなりますが，量を増やした分だけ，副作用が強く出てしまいます。

> **Q3** あなたは，これまで不眠症や気分の落ち込み・イライラを解決するために，アルコールを飲んだことはありますか？　もしも，「ある」ならば，それはどんな状況のときでしたか？

　　　ある　　・　　ない
【どんな状況のとき？】

● 薬物問題がある人の予後

　覚せい剤，有機溶剤，大麻などの薬物は，社会全体からみると使用している人はごく一部にすぎず，これらを手に入れる機会もかぎられています。薬物問題がある人の予後は，アルコール問題とは異なり，退院直後の状態で決まってしまう傾向があります。つまり，住む場所が，薬物が手に入りにくい環境であるか，あるいは，かつての薬物仲間との接触を完全に断ち切っているかが重要となってきます。
　シンナーなどの有機溶剤乱用者や覚せい剤乱用者の予後は，アルコールに比べると良いといわれています。ある調査では，2年後にシンナーをやめている人の割合は6割近くに達していました。
　ただし，薬物をやめてはいたものの，アルコールを乱用していて，アルコール依存症と診断される状態の人もいました。そのような患者さんでは，幻聴や幻覚，妄想などの後遺症に苦しんでいる人がかなり多く認められました。
　また，薬物をやめられていない患者さんの場合にも，「薬物が手に入らないときにはアルコールを飲んでいる」という方が多くみられました。このことは，アルコールを飲む習慣があると，薬物をやめにくいことを証明する結果だといえます。

年　　月　　日

第22回
再発の正当化

　なぜ，アルコールや薬物を使っていた人は，「もうやめた。二度と使わない」と自分で誓ったのに，ふたたび使ってしまうことがあるのでしょうか？　防ぐためのサインはあるのでしょうか？

● 再発の正当化とは？

　ネズミの実験を思い出してください。「もう覚せい剤はやめよう」と決心しても，脳は薬物やアルコールの快楽を記憶していて，何とかして手に入れようとします。薬物を欲しがる脳は，さまざまないいわけや理由を考え出し，あなたをたくみにそそのかします。
　次のページの質問を読んで，アルコールや薬物を好む脳は，どのような上手な言い訳や理由であなたを誘惑してくるのか，そしてその誘惑を断ち切り，再使用にいたらないためには，どのようにしたらよいかを考えてみましょう。

● アクシデントや他の人のせいで……

あなたは，心のなかで次のようなことをつぶやいたことはありませんか？

① あいつがクスリをくれるっていうんだし，断りようがなかったんだから仕方ない
② 昔の友達が久しぶりに電話をしてきた。今日は一緒に飲みに行こうといわれて，つい……
③ たまたまそこに「ネタ（もしくは，アルコール飲料）」があったんだ……
④ 出かけたらたまたま売人に声をかけられて……
⑤ 一緒に飲もう（使おう）と誘われたものだから……
⑥ その他

● 破滅的な出来事

めったに起こらないような，しかし，もしそれが起きたら大変で，アルコールや薬物をまた使う理由になりそうな出来事はありませんか？ それはどのような出来事でしょうか？ アルコールや薬物を使うと，その状況からうまく脱けだしたり，対処したりすることができるのでしょうか？

① 恋人から「別れよう」と言われた（浮気をされた）。すごくショックだ。とてもしらふじゃいられない。
② 急に歯が痛くなった（もしくは，けがをした）。この痛みを忘れたい！
③ 仕事をクビだといわれた。がんばっていたのに，なんで？
④ 大きな失敗をしてしまった（もしくは，大切な人を失った）。もうだめだ……
⑤ その他

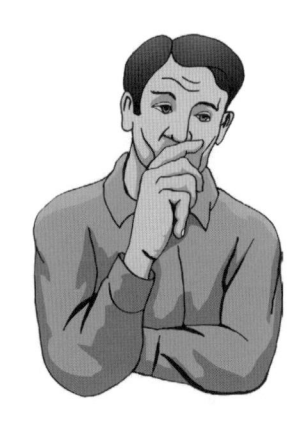

● あれこれともっともらしい理由をつけて……

アルコールや薬物を欲しがる脳が，あなたに，「～を達成するためには薬物やアルコールが必要だ」とささやいてくる，という経験はありませんか？ 次の例をみてください。

① 体重が増えてきて太ってきた。やせるためには，また薬物をやるしかない。
② やる気が出ない。1杯飲めば（1回使えば）気力がわくはず。
③ 人と会うのは緊張する。楽に人に会うためには，アルコールや薬物が必要だ。
④ 禁断症状がつらい。不眠や幻聴がつらい。飲めば（使えば）楽になるはず……
⑤ 薬物なしでセックスするなんて……

● うつ，怒り，さびしさ，恐れ

ゆううつ，怒り，さびしさ，恐れなどを感じた時に，アルコールや薬物を使って気晴らしをしていませんでしたか？　しかし，それは，アルコールや薬物を使うことで解決するのでしょうか？

もしも，アルコールや薬物を欲しがるあなたの脳が次のようにいってきたら，どうしますか？

> ① ゆううつな気持ちだ。落ち込んでいる。気晴らしに使おうか……。
> ② 病状がつらい。アルコールや薬物でも使わないとやっていられない。
> ③ さびしくて，さびしくて，たまらない。
> ④ とても怖くて，不安だ。楽になりたい。
> ⑤ まわりのやつは，どうせまた使っているんだろうと自分のことをうたがっているみたいだ。だったら別に使ったって同じことだろう。

● アルコールや薬物の問題はもう治った

アルコールや薬物の問題は完治するものではなく，回復のためのとりくみは，一生つづけていかなければなりません。しかし，多くの人はこの考えをなかなか受け入れられないようです。ですから，しばらくアルコールや薬物をやめていると，「もう問題はなくなった」と考えたがる傾向があります。

アルコールや薬物を欲しがる脳が，あなたに対して，「一度だけ使ってみよう」「ちょっとだけ使ってみよう」「この程度ならば依存症ではない」とささやいたことはありませんか？

> ① 「使いたいときだけ使う」程度だから大丈夫。使ったとしても，やめたい時にはいつでもやめられるはず。
> ② しばらくやめていたから，もう治った。
> ③ もうむちゃな使い方はしない。少し使うだけ，1回使うだけだから，大丈夫だ。
> ④ 自分のアルコールや薬物の問題は，たいしてひどくはない。

● 自分を試す

あなたの脳が，「薬物やアルコールには負けない」「俺は，それよりも強いんだ」と証明しようとすることがありませんでしたか？

『**クリーンでありつづけるためには，強くあるよりも，賢くあることが重要なのだ**』ということを，忘れてしまう人は，案外多いものです。忘れないでください。強くある必要はないのです。しかし，賢さを身につけ，実践するというのはむずかしいことです。

あなたは次のように考えたことがありますか？。

> ① 問題が生じても避けて通ることができるはずだ。
> ② 誘惑があっても，きっぱり"no"といえるはず。試したっていい。
> ③ 昔の使っていた友達が周りにいても，自分はもう大丈夫。
> ④ アルコールや薬物をやめてしばらくたつが，また使ったらどんなふうになるんだろう。もう今は「ちょうどよく」使えるだろうから，試してみよう。

● お祝い

アルコールや薬物を欲しがる脳が，あるいは周囲の人たちが，次のようなことをすすめてくるかもしれません。

> ① 今日はとてもいい気分だ。一度くらい使ってもいいだろう。一度ぐらい使ってもたいしたことがないはず。
> ② 今までずっとがんばってやめてきた。今日だけだから，少しは自分にご褒美をあげたっていいだろう。
> ③ 今日は特別なお祝いの日だ。みんなといっしょに飲まないわけにはいかないだろう。

Q1 あなたは，上にあげたような正当化（いいわけ）を自分にしたことがありませんか？　具体的にどのようないいわけをよく用いたか，書いてみてください。

年　月　日

第23回

アルコールによる身体の障害（1）
——肝臓の病気——

● アルコールによる肝臓の病気の特徴

　アルコールは体中のあらゆる臓器にいろいろな影響をおよぼします。長時間，アルコールを過剰に飲みつづけると，脳神経系，筋肉，心臓，肝臓，すい臓，消化管，骨などに，慢性的な障害がもたらされます。アルコールによる臓器障害を理解するうえで考えておかなければならないことが，3つあります。

　ひとつ目は，その発症のしかたや病状の程度には個人差があるということです。ある人は肝臓の障害はひどいが，すい臓はそれほどひどい障害を受けていない。あるいは，別の人は神経系の障害が目立つが，内臓は治療するほどでもない，というように，人によって異なるので，他の人を基準にすることはできません。

　ふたつ目は，アルコールによる臓器障害は，早い段階で治療をすれば，比較的予後がよいということです。一定の期間，きちんと断酒すれば，ある程度は改善することが多いのです。

　しかし，これで安心してはいけません。

　というのは，3番目の問題として，アルコールによる臓器障害は，再飲酒によってすぐに悪化しやすいという特徴があるからです。つまり，一定期間の断酒をして，ある程度，臓器障害が回復したとしても，再飲酒してしまえば，前回よりも短期間のうちに，そして，きわめて簡単に再発してしまうのです。そして，飲酒がつづくかぎり，ものすごい早さで臓器障害が進んでしまうのです。

　今回は，アルコールによるさまざまな臓器障害のなかでも，とくに「肝臓」の病気について勉強しましょう。

● 肝臓ってどんなはたらきをしているの?

　肝臓は，胸と腹のさかい目にある横隔膜の下面のくぼみにはまりこんでいる大きな臓器です。下の図で肝臓の場所を確認しておきましょう。

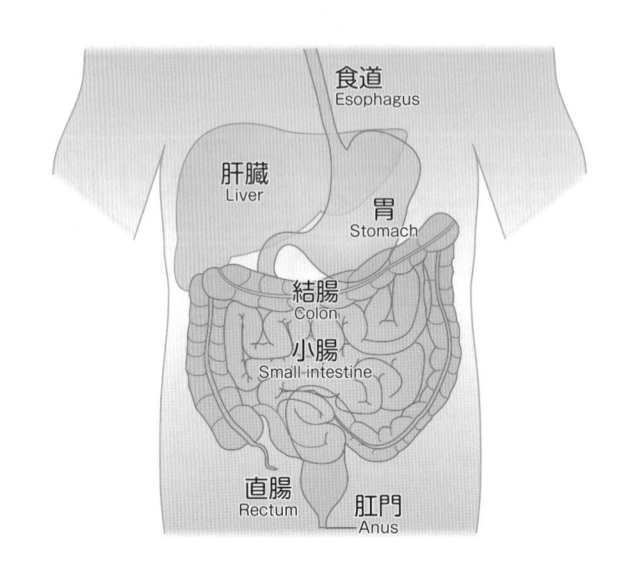

つづいて，下の図で，肝臓のかたちを確認して下さい。

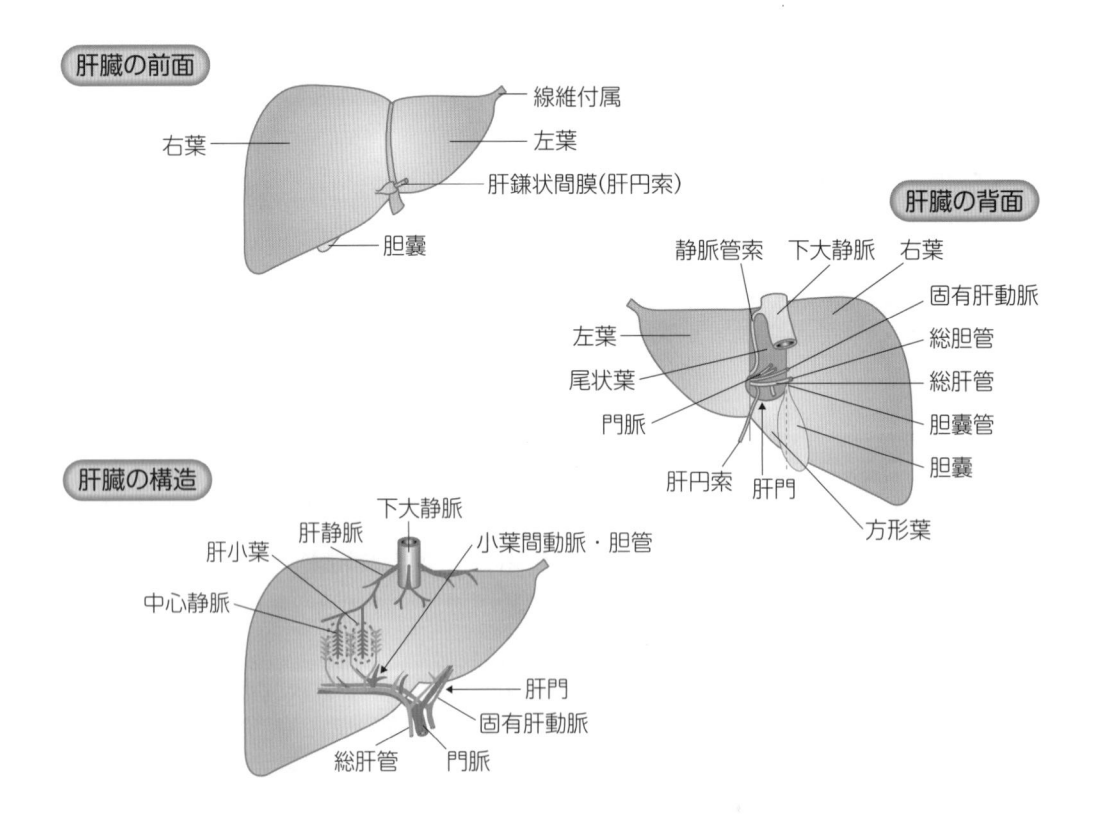

それでは，肝臓は，みなさんの体のなかでどんなはたらきをしているのでしょうか？
　肝臓は，糖分，脂肪分，たんぱく質など，多くの物質の合成，分解，代謝，貯蔵にかかわっています。さらに，体にとって有害な物質を分解し，解毒する作用も持っています。
　酒を飲みすぎると肝臓を悪くする，ということはよく知られていますが，実際，飲まれたアルコールの9割以上が肝臓で分解処理されていることを考えれば，毎日飲んでいる人では，肝臓につねに大きな負担がかかっていることが，理解できるでしょう。

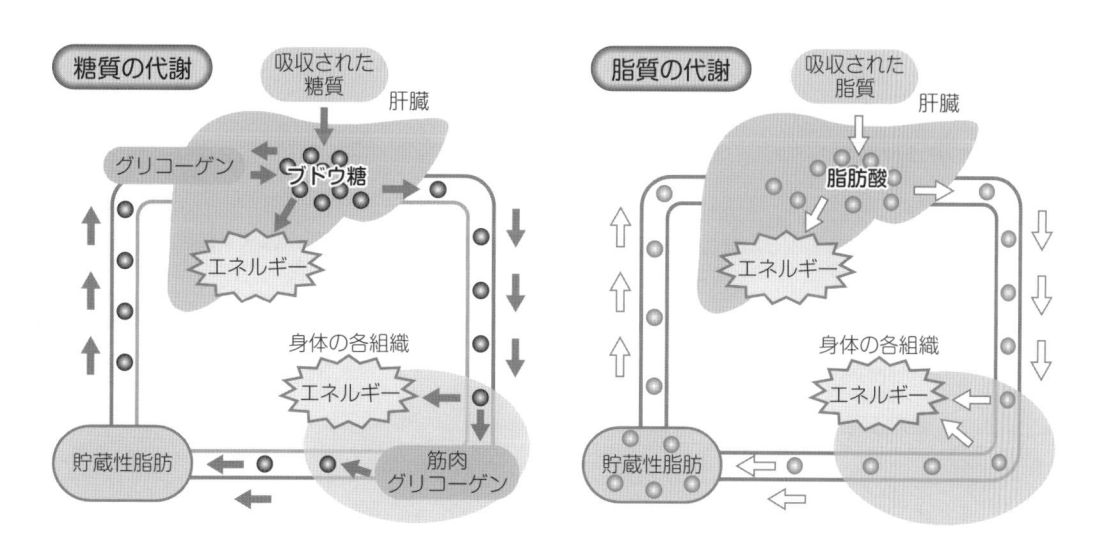

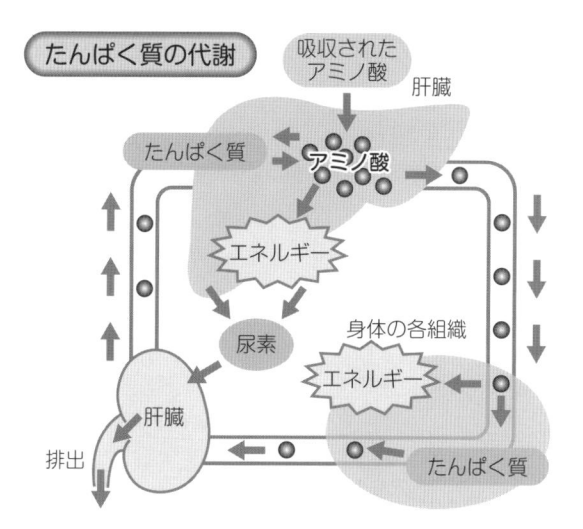

● 飲みすぎるとどんな肝臓の病気になるの？

(1) 脂肪肝

　アルコールを飲みすぎると，まず**脂肪肝**という状態が出現します。これは肝臓の細胞のなかに脂肪がたまってくる状態であり，どんな人でも，大酒を数日間つづけただけで生じると

いわれています。脂肪肝になった肝臓は，腫れあがって大きくなっています。
　多くの場合は無症状か，人によってはせいぜい疲れやすさを感じる程度です。完全に禁酒しさえすれば，数週間で肝臓は正常な状態に回復します。

(2) アルコール性肝炎

　ところがさらに飲酒をつづけていると，脂肪肝だけではすまなくなります。肝臓の脂肪のあいだに「線維（硬い，糸のかたまりのようなものです）」という物質がだんだん増えてきて炎症（組織が傷ついて，赤く腫れあがるような状態）を起こし，重症な肝障害を引き起こします。これが**アルコール性肝炎**です。

　アルコール性肝炎になると，右の横腹のあたり（肝臓がある場所です）に鈍い痛みを自覚することがあります。これは，肝臓が腫れあがっていることによるものです。37度くらいの微熱が出る人もいます。食欲も失せ，お酒を飲んでもまったくおいしく感じられなくなります。体がだるくて気力もなくなります。

　もちろん，この状態になっても，数カ月間の完全断酒を行い，十分な栄養と休養をとれば，肝臓は正常な状態に回復します。

(3) 肝硬変

　しかし，脂肪肝やアルコール性肝炎になっているのに，アルコールを飲みつづけていると，肝臓はじわじわとボロボロの状態になっていきます。つまり，硬い線維が肝細胞をグルグル巻きにしてとり囲むために，血液の流れは妨げられ，肝細胞はどんどん死んでいってしまうのです。

　その結果，健康なときには肝細胞が占めていた部分を線維が占めるようになっていきます。やがて，脂肪肝やアルコール性肝炎のときには腫れあがって大きくなっていた肝臓が，硬くなって縮んでしまい，肝臓は小さくなってしまいます。また，正常ではツルツル・スベスベである肝臓の表面は，岩場のようにゴツゴツ・デコボコになってしまいます。これが**肝硬変**の状態なのです。

　右の図は，肝硬変になった肝臓のイメージを示したものです。

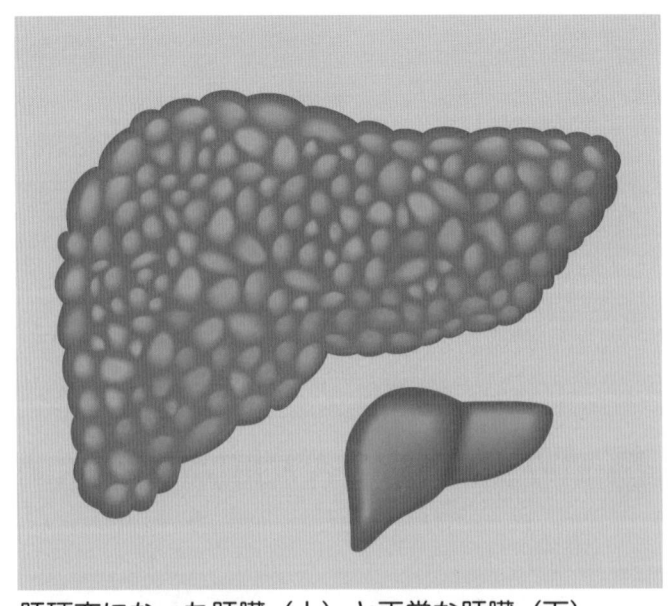

肝硬変になった肝臓（上）と正常な肝臓（下）
（なお，上図では，正常な肝臓の大きさは縮小して描いてあります）

肝臓にこのような変化がいったん生じてしまうと，たとえいっさいの酒をやめても，もう肝臓は完全には元通りにはなりません。肝硬変の状態になっても，最初のうちは無症状のことも少なくありませんが，次第に，疲れやすい，腹が張る，食欲がわかないなどの症状が出現してきます。さらにすすむと，**黄疸**（目の白眼のところや皮膚が黄色に変色する現象），**腹水**（おなかに水がたまって，カエルのおなかのように張りだす現象），**浮腫**（手足がむくんでしまう現象）などが見られるようになります。

　また，ホルモンのバランスが崩れて，男性なのに乳房が大きく膨らんできたり（**女性化乳房**），鼻や胸のあたりの皮膚に，小さな血管がまるでクモの巣のように浮き上がってきたりもします（**クモ状血管腫**）。さらに，ささいなことで出血しやすく，なかなか出血が止まらない傾向が現れ（**出血傾向**），ときには，食道の静脈が破れて大出血を起こし（**食道静脈瘤破裂**），死亡することもあります。

　肝硬変の治療は，完全にアルコールを断つことに尽きるといっても過言ではありません。そのうえで安静を守り，高たんぱく，高カロリーの食事をとりながら，根気良く肝臓の機能の回復を待つことが基本です。いったん肝硬変になってしまった場合，以前と同じ調子で飲みつづければ，ほぼ確実に数年以内に死亡してしまうと考えられます。

Q1 あなたはこれまで，医者からアルコールによる肝臓の異常を指摘されたことがありますか？　また，上で述べたような脂肪肝，アルコール性肝炎，肝硬変の症状のうち，「ひょっとしてあのときの状態は……」と思うような症状をこれまでに経験したことがありますか？　それはどんな症状でしたか？

肝臓の異常を指摘されたことが　　　　　ある　・　ない

体験したことがあるかもしれない症状：

● 血液検査の結果で自分の肝臓の状態をチェックしよう

　肝臓の状態は，血液検査によってある程度は把握することができます。あなたは，GOT，GPT，γ-GTPという検査値を聞いたことがありますか？

　これらの検査値は，アルコールで肝臓の状態が悪くなっても，治療薬の副作用で肝障害がおきた場合でも，高い数値をとりますが，とくにアルコールによる肝障害では，GOTの数値がGPTの数値よりも高い数値を示すことが特徴的です。

　もともとGOTとGPTは，いずれも肝臓の細胞のなかに含まれている物質です。しかし，肝臓の細胞が傷つけられて死んでしまい，壊れてしまうと，これらの物質は血液中に大量

に放出されます。そのために，血液検査で高い数値となるのです。逆にいえば，GOTとGPTが高い数値を示しているということは，それだけたくさんの肝臓の細胞が壊れていることを意味しています。

【肝障害と検査値】

- GOT（8〜40）
- GPT（5〜35）
- γ-GTP（50以下）

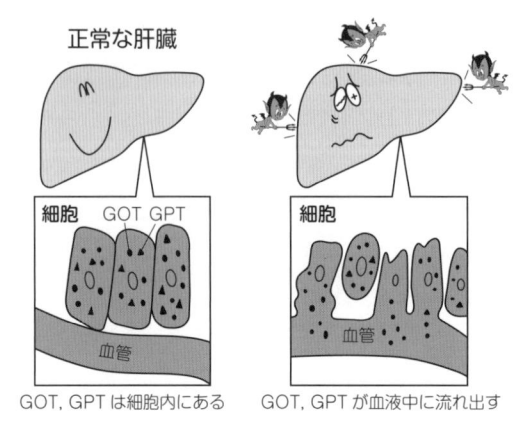

以下に，これらの検査値の正常値を示しておきますので，今後，血液検査を受けたときには，自分の数値と照らしあわせて，自分の健康状態をチェックしてください。

Q2 あなたは，最近の自分のGOT，GPT，γ-GTPがどのくらいの数値か，知っていますか？ 知っている場合，それはどのくらいですか？

最近の自分の数値を知っている　　　はい　・　いいえ

「はい」の場合
GOT：
GPT：
γ-GTP：

自分の血液検査の結果を知らない人は，今度，自分の主治医に聞いてみましょう！

第24回
性の問題と休日の過ごし方

● 性的行動と回復

性的行動は，大まかに以下の2種類にわけられます。

(1) 親密な関係の性的行動
　お互いが相手に対して抱く親密な感情や愛情にもとづく性的活動です。このタイプの性的活動はとても有意義であり，大切なコミュニケーションのあり方の1つです。

(2) 衝動的な（一時的な感情による）性的行動
　衝動的な性的行動におけるセックスの相手は，たいていの場合，親密な関係にある人物ではありません。相手はその場限りの，心の交流のない，ただの肉体です。アルコールや薬物を使っているときには，異性との関係はどうしても，こういったものになりがちです。

　異性との関係だけが問題なのではありません。たとえば，ポルノやビデオをながめ，日に何度もマスターベーションに耽ったりすることなども，同じ種類の性的行動といえます。こうした現象は，とくに覚せい剤などの薬物乱用者ではしばしば見られることです。実際，覚せい剤にハマッているときに，アダルトビデオを見ながら，何日間も部屋にこもってマスターベーションに没頭していた，という話はよく聞く話です。

　これらの衝動的な性的活動は，**ハイになるための手段**でしかなく，かりに他のだれかとともに行っていても，本当の意味での人間関係とは異なるものです。また，ひとりで行っている場合には，病的な**強迫的・常同的行動**であって，それ自体がアルコール・薬物依存と似ています。これらの衝動的な性行動は，**依存症的行動**である可能性が高いでしょう。

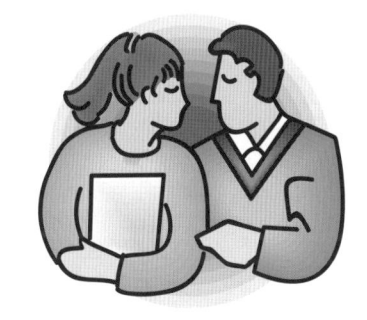

> **Q1** あなたの薬物やアルコールの使用時の性的行動について考えてみてください。薬物やアルコール使用時には，衝動的な性的行動にいたってしまうことがありましたか？

衝動的な性行動が　　　ある　・　ない

どのように？→

　衝動的な性的行動をしたことがある人は，それが，アルコール・薬物使用と密接に関係する依存症的行動であるかどうかを，ふりかえってみる必要があります。これらの行動は，配偶者や恋人に対する裏切りなど，「嘘」を伴うことも多く，それ自体が再使用につながる行動です。衝動的な性的行動は，健康的な回復に向けたライフスタイルの一部にはなりえないと心すべきです。

● アルコール・薬物の問題と食行動の異常

　覚せい剤やアルコールなどの依存性物質を乱用している人は，しばしば「食べること」に関する問題を伴うことがあります。

　女性の覚せい剤依存症患者の約20〜37％に摂食障害が認められ，男性の場合でも，3〜5％に摂食障害がみられます。また，30歳未満の女性のアルコール依存症患者の場合では，なんと73％に摂食障害が合併していたという報告もあります。

　このような，アルコール・薬物の問題と摂食障害の両方を抱える人の場合，もともと，「やせる目的」からアルコールや薬物を乱用していたという方が少なくありません。ある種の薬物は食欲を抑えて一時的に体重を減少させてくれますし，アルコールをたくさん飲むと，過食した後に嘔吐しやすくなります。また，アルコール・薬物にハマッているときには，食事のことを考えないでよくなりますから，結果的にやせることもたしかです。

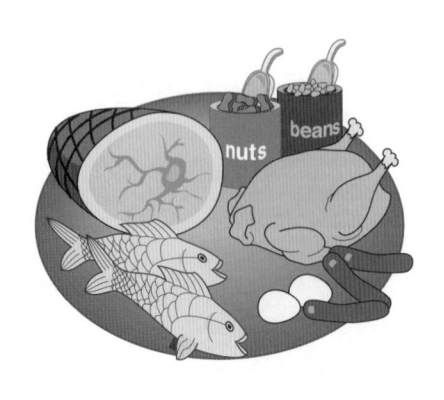

　しかし，アルコール・薬物を使っている人が，それらの使用をやめると，今度は反動で食欲が増し，暇があれば食べているという過食状態に陥ってしまいます。とくに，覚せい剤の場合には，薬物中断後の過食がひどいです。そうなると，「太ったらどうしよう!?」という不安が高まり，自分で食べた物を吐いてしまったり，下剤を乱用したり，ふたたびアルコールや薬物を使ってしまったりします。

＜摂食障害＞

こころの健康が障害された状態のひとつで，大きくわけて2種類あります

1. 正常体重と比べて極端に痩せて，女性の場合には，生理が止まっていても，自分のことを「太っている」と感じてしまい，もっと痩せようと努力するタイプ（神経性無食欲症）
2. むちゃ食いを自分でやめることができず，いつもくり返してしまうが，自分の体重や体型のことがひどく気になるので，食後に吐いたり，下剤を使ったりして何とか体重を減らそうとするタイプ（神経性大食症）

Q2 あなたはダイエット目的にアルコールや薬物を使ったことはありますか？ また，アルコールや薬物を使っているうちに，それらの「切れ目」に「むちゃ食い」するようになるなど，食行動に変化があらわれたことはありませんか？

ダイエット目的に使ったことが：　　ある　・　ない
切れ目にむちゃ食いしたことが：　　ある　・　ない
その他の食行動の変化：

　アルコール・薬物の使用も，食行動の異常もともに，一度はじまってしまうと自分でコントロールできなくなり，じわじわと自分の体と生活をむしばんでいきます。しかし，アルコール・薬物をやめるのに精いっぱいの時期に，食事量や体重までコントロールしようというのは，さすがに無理があります。多くの場合，食事のコントロールに失敗するどころか，ふたたびアルコールと薬物を使うようになってしまいます。

　アルコール・薬物問題と食行動の両方の問題を抱えている方は，**まずはアルコール・薬物をやめることを優先しましょう**。アルコールや薬物をやめはじめると，最初のうちは体重が増加してしまうことが多いでしょう。欲求をおさえるために，甘いものを口にすることも増えるかもしれません。しかし，過食となっても，いまはまだ食事量をきびしく制限したり，吐いたり，下剤を使ったりしないで下さい。拒食であれ，過食であれ，一番早く治る方法は**「三度の食事をきちんと食べること」**なのです。自助グループ（薬物の場合のN.A.と同じように，むちゃ食いの方にはO.A.があります）に参加しつつ，まずは，医療機関を利用し，**アルコールや薬物をやめているうちに，少しずつ摂食障害の症状もよくなってきます**。

● 休日と回復

年末年始やお盆休みなどの長期の休暇は，回復途上の段階にある人たちにとって，ときにつらい時期でもあります。なぜなら，その時期，再発のリスクを高めるような出来事がたくさん起こるからです。いろいろな誘惑が増える上に，孤独や寂しさを実感しやすい時期でもあります。

次ページのリストを見なおしながら，休日のあいだに，あなた自身や回復プログラムのなかで問題の原因になりそうな項目をチェックしてみましょう。（入院中の方は，今の状態で退院した場合を想定してチェックをつけてみましょう。）

【休日の問題チェックリスト】

	チェック欄	問題の原因になりそうな出来事
1		宴会・飲み会・パーティーでアルコールや薬物の誘惑を受ける
2		レジャーに出かけるための金銭的な出費でストレスを感じる
3		家族・友人とのトラブルのせいでストレスを感じる
4		仕事上のストレスからの解放感
5		抗酒剤を飲み忘れる／飲まない
6		いつも行っている日課を中断してしまう
7		断酒会，A.A., N.A.などの自助グループに参加しない
8		通院する医療機関・デイケア・作業所がすべて休みである
9		宴会・飲み会・パーティーの楽しい雰囲気
10		家族と一緒にいることのストレス
11		むかし楽しくすごした休日のことを思い出して，気分が落ちこむ
12		休日を退屈に過ごすことへのいらだち
13		むかしの「飲み仲間」「クスリ仲間」からの久しぶりの電話，遊びの誘い
14		クリスマスや大晦日のような特別な時期
15		全く予定のない自由な時間
16		その他：

【休日の問題チェックリストの採点結果】

チェックの数	結果	コメント
1～3個の場合	軽度	あなたは，ラッキー！です。 休日による再使用の危険は，少し増える程度です。
4～6個の場合	中等度	休日はあなたの生活に，大きなストレスがかかる時です。再発のリスクは，あなたがストレスに対して，いかに対処するかにかかっています。休暇期間の過ごし方について慎重に計画を立てる必要があるかもしれません。
7個以上の場合	重度	休日は，あなたの生活にとっては，大変なストレスになっています。再使用を防ぐには，ストレスがかかっている状態に早く気づく方法を学び，危険な期間中は，いつも以上に十分に気をつけましょう。休日はあなたにとって危険が高い期間と思われます。

だれも再発しないことを祈っています。
再発によって得をする人はひとりもいません。
あなたの回復計画についてよく考えてみましょう。
いくつかのミーティングに参加して，どのように時間をすごすのかを計画しましょう。
援助者に会って話してみましょう。
ストレスの多いこの期間を薬物やアルコールから離れてすごすために，
これまでの回復の過程で，あなたにとって役にたった対処法を利用しましょう。

第25回

アルコールによる身体の障害（2）
――その他の臓器の病気――

　第23回では肝臓の病気について勉強しましたが、今回は、アルコールによる肝臓以外の臓器に起こる病気について勉強しましょう。

● すい臓の病気

　すい臓は胃の後方に存在する、牛の舌のような形の細長い臓器です。そこでは、たんぱく質、脂肪、糖分を分解する消化酵素を分泌したり、血中の糖分を調整するために重要な役割をになっている、インシュリンというホルモンを合成したりします。

すい臓の位置としくみ

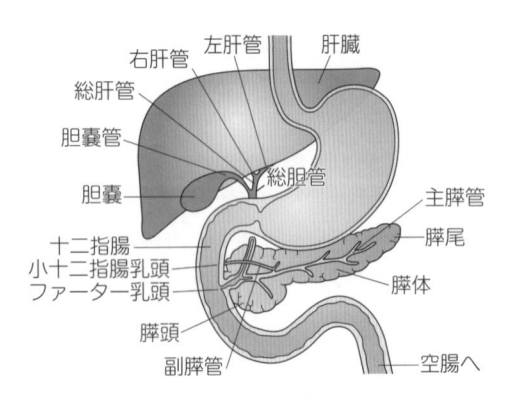

すい臓のはたらき

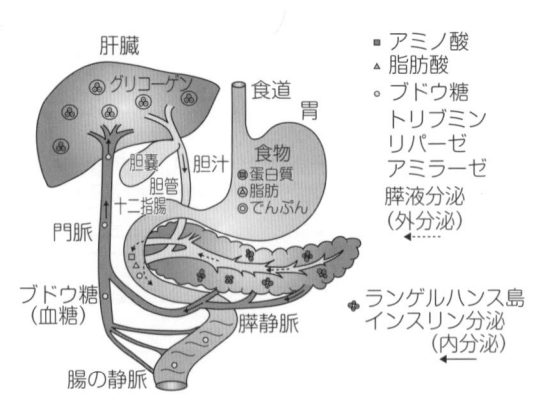

(1) 急性すい炎

　急性すい炎とは，すい臓の消化酵素がすい臓自身を消化してしまう状態をいいます。その原因として最も多いのは，**胆石症とアルコールの多飲**です。

　急性すい炎の症状は，上腹部や背中の激痛や吐き気，発熱などを伴いますが，重症になると血圧の低下によるショック状態，腎臓の機能障害によって，生命にかかわることもまれではありません。

(2) 慢性すい炎

　慢性すい炎になるとすい臓の働きが慢性的に低下して，脂肪やたんぱく質の消化が悪くなってきます。食後の上腹部の痛み，食欲不振，吐き気，下痢などの症状も伴う，きわめて治りにくい病気です。なお，慢性すい炎の約半数はアルコール多飲が原因といわれます。

(3) 糖尿病

　すい炎が進行してすい臓のはたらきが悪化し，インシュリンの合成能力が低下したりすると，多くの場合，**糖尿病**を併発します。また，すい臓に石灰質がたまってきて，**すい石**ができることもあります。アルコールが原因のすい炎は，それ以外の原因によるすい炎よりも，すい石や糖尿病を合併する頻度が高いといわれます。

● 胃の病気

　胃は，食道と十二指腸のあいだにあり，胃液によって食物を分解しながら十二指腸に送るはたらきをしています。食物の吸収はほとんど行われませんが，アルコールだけは例外で，よく吸収されます。

(1) 胃炎と胃潰瘍

　食事のまえに少量のアルコールを飲むと，食欲が刺激されて食事をおいしく食べることができます。これは，気持ちをリラックスさせるというアルコールの精神的な効果に加えて，胃に対する直接的な効果にもよるものです。アルコールは胃壁の細胞を刺激して，胃液の分泌を高める作用があるのです。しかし飲みすぎて胃に対する刺激が強すぎると，**胃炎**や**胃潰瘍**の原因を作ることになります。またそのような状態になりかけたときに，さらに刺激がつづくと，病状をひどく悪化させることはいうまでもありません。

　なかでも，**急性胃炎**は，アルコールによる消化器系の疾患のなかでもっとも生じやすいものの1つです。過度に飲酒した後に，みぞおち部分の激しい痛みや吐き気，嘔吐などの症状が出て，実際に血を吐くこともあります。胃の粘膜は充血してただれ，ときには表面から出血しています。潰瘍ができると空腹時に激しい胃の痛みを生じ，病変部分からの出血のために吐物や便に血液が混じることがあります。このような状態になってもなおアルコー

ルによる刺激がつづけば，胃の壁に孔があいて（**穿孔性急性胃潰瘍**）緊急手術が必要な事態になってしまいます。

● 心臓・循環器の病気

アルコールによる体の病気というと，肝臓やすい臓など消化器系の病気を思い浮かべがちですが，実際には，心臓をはじめとする循環器の病気によって命を落とすことの方がはるかに多いのです。

(1) アルコール性心筋症

大量のアルコールは心臓の筋肉の収縮力を低下させ，心臓が正常にはたらくことを妨げてしまいます。**心筋症**は，心臓の筋肉が「伸びきったボロボロのゴムひも」のようになって，もはや伸び縮みしなくなってしまう病気ですが，その原因のひとつとして，長期間の大量飲酒によって心臓の筋肉が痛めつけられることが知られています。

アルコール性心筋症の症状としては，動悸，息切れ，胸痛，立ちくらみなどがみられますが，ときには大量飲酒した日の深夜などに，突発的に呼吸困難を生じることがあります。大量のアルコールによってひどい**不整脈**を引きおこし，急死の原因となることもあるのです。

(2) 脳出血

さまざまな調査から，お酒をよく飲む人には**脳出血**が多いことが知られています。一般に酒飲みは血圧の高い人が多く，そのうえ，長年の飲酒習慣によって**動脈硬化**が進み，脳の血管が破れやすい状況になっています。そのため，たくさんのアルコールを飲んだ後に，突然，脳の血管が破れてしまうことが起こりうるのです。

(3) 高血圧

一般に，飲酒習慣のある人はだれでも，血圧が非常に不安定です。毎日，多少でもアルコールを飲んでいる時期には，いつ測定しても血圧は高い傾向がありますが，完全に断酒して数週間後に測定すると，ほぼ正常の血圧に戻っていて，それまで服用していた高血圧の治療薬がいらなくなってしまうことがよくみられます。

自分自身の正確な血圧を知るためにも，まずは一定期間，アルコールを断った上できちんと血圧を調べてみることが必要です。

第25回 ● アルコールによる身体の障害（2）——その他の臓器の病気——

> **Q1** あなたは，アルコールをたくさん飲んだときに，自分の心臓にかなり負担がかかっているな，とか，血圧がすごくあがっているかもしれないな，などと心配になったことがありますか？　それはどのような状況でしたか？

心配したことが　　　　ある　・　ない

どんな状況でしたか？

● その他のアルコールが関連する病気

(1) 免疫機能・抵抗力の低下
　アルコールは血液中の赤血球，白血球などに影響を与えて，その数を減少させたりはたらきを弱めたりします。赤血球が減少するために**貧血**となったり，白血球のはたらきが弱まるために感染に対する抵抗力が低下して，ちょっとしたことで風邪をひいたり，傷が化膿しやすくなったりします。

(2) 大腿骨頭壊死
　骨にも障害があらわれます。原因はまだはっきりしませんが，大腿骨の骨頭部（右図の矢印参照）が腐ってきて歩けなくなってしまうという病気（**大腿骨頭壊死**）がみられることがあります。

(3) アルコールと妊娠
　妊婦が飲酒した場合，アルコールやその代謝物は，子宮内の胎盤を経由して胎児にまで影響をおよぼします。とくに妊娠初期の場合には，胎児にさまざまな奇形や，発育，知能障害などをもたらします。これら一連の障害は**胎児性アルコール症候群**と呼ばれています。すべての女性は妊娠中，とくに初期にはアルコールを控えなければなりません。

(4) アルコールと男性の性的能力
　アルコールを飲みすぎると，インポテンツや精子数の減少をひきおこし，**男性不妊**の原因となります。
　アルコールを分解する酵素は肝臓にあり，ほぼ100％が肝臓で分解されますが，男性の場合には，**精巣**（睾丸のなかにある精子を作る臓器）にもアルコールを分解する酵素があり

ます。そのため，アルコールが分解される途中でできる**アセトアルデヒド**という非常に毒性の高い物質が精巣のなかで増加し，精子を作る能力を奪ってしまいます。また，男性ホルモンの合成も抑えてしまいます。

一方，ホルモンのバランスが乱れて女性ホルモンが多く作られるようにもなります。大量飲酒者のなかには，女性のように乳房が膨らんでくる人も出てきます。

要するに，「男らしさ」の象徴のようなアルコールですが，実はアルコールは男性としての機能を奪ってしまうわけです。

● おわりに

アルコールによる臓器障害については，まだわかっていない部分が数多くあります。しかし，あれこれ心配して，いたずらに不安を増すのではなく，正しい知識を持ったうえで正しく対処することが必要です。

もっとも大切なことは，アルコールによる体の病気は，アルコールを飲むことによって生じたものだということをしっかりと覚えておくことです。つまり，アルコールをやめることを抜きにして体の病気の治療はできないのです。

Q2 あなたは，今後，自分をよりいっそう健康にするために，どのようなことをやっていきたいと考えていますか？ 心の健康と身体の健康とに分けて，あなたの計画を書いてみてください。

心の健康のためにすること：

身体の健康のためにすること：

年　　月　　日

第26回
「強くなるより賢くなれ」

「薬物やアルコールが近くにあっても大丈夫だと思う。今は使いたいとはまったく思わないし，もうやめると決心したし，私は意志が強いから」
「これまでずっとうまくやってきた。そろそろ酒を飲んでいる友人のそばにいても，大丈夫だと思う。意志を強く持てば問題はないはず」
「私は酒を飲んでも，自分の意志さえしっかりしていれば，薬物を使うことはないはず。アルコール依存症ではないのだから」

　アルコールや薬物から離れていることに成功した人は，強いから成功したわけではありません。賢いから成功したのです。彼らは，薬物やアルコールの再使用に陥らないためには，再使用にむすびつく状況から遠く離れておくことが重要であることを，知っているからなのです。逆にそれらに対して近づけば近づくほど，再使用の危険は高まるのです。
　賢い人は，引き金からできるかぎり長期間はなれていることによって，薬物やアルコールをやめつづけることができているのです。

強くなる必要はありません。
賢くなることが大切なのです。

あなたは，このプログラムに参加してから，どのくらい賢くふるまえるようになりましたか？ 再発をさけるために，あなたはいま，どれくらいうまくやれているか，チェックリストで点数をつけてみましょう。

【賢い回復のための12カ条】

	全く できない 1点	あまり できない 2点	少しできる 3点	できる 4点
1. 思考ストップ法を実際に行う				
2. スケジュールを立てる				
3. 診察の予約を守る				
4. アルコールや薬物になじみのある物を捨てる				
5. 引き金を避ける				
6. アルコールを使わない				
7. 他の依存性薬物を使わない				
8. 薬物やアルコール使用者を避ける				
9. 薬物やアルコールのある場所を避ける				
10. 抗酒剤を服用する				
11. 人を信頼し，正直になる				
12. 自助グループに参加する				
合計得点				

＊40点以下の人は注意が必要です！

もう一度引き金を整理し，スケジュールをたてる

最後にもう一度，あなたの引き金と対処法を整理し，スケジュールを立ててみましょう。一生つづく回復のプロセスのなかで，少なくとも最初の1年間は，理性的な脳によって計画を立て，それを実行することが，成功のひけつです。

【わたしの引き金と対処法】

名前　　　　　　　　　　　　　日付　　　年　　月　　日

	あなたにとっての「引き金」となりそうなもの（具体的にあげる）	遭遇してしまった場合の対処法（回避・思考ストップ・「錨」となる行動）
人		
場所		
状況（服装や音楽も含む）		
依存症的行動（使っていたころによくみられた行動をとること）		
依存症的思考（再使用を正当化する考え）		

【私のスケジュール表】

月　　日 (　　　　のある日)		月　　日 (　　　　のある日)		月　　日 (休みの日)	
6：00		6：00		6：00	
7：00		7：00		7：00	
8：00		8：00		8：00	
9：00		9：00		9：00	
10：00		10：00		10：00	
11：00		11：00		11：00	
12：00		12：00		12：00	
13：00		13：00		13：00	
14：00		14：00		14：00	
15：00		15：00		15：00	
16：00		16：00		16：00	
17：00		17：00		17：00	
18：00		18：00		18：00	
19：00		19：00		19：00	
20：00		20：00		20：00	
21：00		21：00		21：00	
22：00		22：00		22：00	
23：00		23：00		23：00	
24：00		24：00		24：00	
1：00		1：00		1：00	
2：00		2：00		2：00	

- 引き金となる「場所」「人」「物」「状況」を避けないこと
- スケジュールにない予定外の行動をとること
- 「依存症的な行動」に気づきながらも，放置すること
- 再使用を正当化する「依存症的な思考」をしてしまうこと
- 危機状況において，適切な対処法（その場を離れる，だれかに連絡する，思考ストップ法を行う，自助グループに行く，抗酒剤を服用する）をとらないこと
- 以上はすべて，あなたのなかで，アルコールや薬物に対する欲求が高まっている証拠です!!

年　　月　　日

第27回
アルコールによる脳・神経・筋肉の障害

● アルコールの作用と急性アルコール中毒

　アルコールは脳に作用することによって人に快感をもたらしますが、その一方で、過剰なアルコールは、脳に悪い影響をおよぼします。

　人の脳が、他の動物ともっとも異なるところは、「理性」をつかさどる部分、つまり、本能や快感、感情のおもむくままに行動することを抑える、**大脳新皮質**という部分が、非常に発達している点です。

　アルコールは、まずこの**大脳新皮質**をもっとも強く麻痺させます。すると、理性がはたらきにくくなり、本能や感情は解放され、快感がもたらされます。この状態が、酩酊状態、すなわち**急性アルコール中毒**の状態です。さらに飲む量が増し、脳内のアルコール濃度が高くなれば、急性アルコール中毒は重症となり、やがて脳全体が麻痺し、昏睡状態になったり、呼吸ができなくなって死亡することもあります。

Q1 あなたはアルコールを飲んだときに、じぶんの本能や感情の抑えが効かなくなり、なにか後悔するような失敗をしたことがありませんか？

失敗した経験が　　　　ある　・　ない

それはどんな失敗でしたか？：

耐性の上昇と離脱症状

　過剰な飲酒を続けると，脳は，アルコールに対して**耐性**（同じ効果を得るのに必要なアルコールや薬物の量が増えてしまうこと）を生じてきます。その結果，酔うために飲むアルコールの量が増え，いつも脳の神経細胞がアルコールである程度麻痺させられ，はたらきが抑えられている状態がつづくようになります。

　さらには，脳のアルコールの濃度が少しでも下がると，反対に神経細胞が異常な興奮を示すようになります。これが，**禁断症状**とか**離脱症状**と呼ばれる状態です。アルコールの離脱症状（禁断症状）には，不眠，不安，焦燥感，発汗，血圧上昇，吐き気，手のふるえ，てんかん発作（けいれん発作），幻聴・幻覚などがあります。

アルコールと嫉妬妄想

　アルコールは，性的欲求を高めますが，勃起や射精を起こす自律神経を障害するため，性的不能を引き起こしやすくなります。そのことが，自分の妻や恋人が他の人，ときには息子や友人と関係を持っているというような**嫉妬妄想**の原因となることがあります。

ウェルニッケ脳症とコルサコフ型認知症

　アルコールを過剰に飲む人は，食事をきちんととらないために栄養不良になっています。また，アルコールが体内で分解・解毒されるためには，ビタミン B_1 が必要なので，食事をきちんととらずにアルコールを過剰に飲む人では，いちじるしいビタミン B_1 不足が起こっています。その結果，脳に重大な障害を起こしてきます。それは，**ウェルニッケ脳症**という病気です。

　ウェルニッケ脳症の急性期には，意識がもうろうとし，眼球の動きが異常になって物が二重にみえたり，まっすぐに歩けなくなったりします。慢性期には，記憶と深く関係している脳の一部分が壊れるため，いちじるしい記憶の障害が出てきます。さらには，忘れた記憶を埋め合わせるために作り話をしたり，時間，場所，人物などが分からなくなってしまうなど，**コルサコフ型認知症**と呼ばれる症状を示すようになります。

ペラグラ脳症・小脳変性症・末梢神経炎

　アルコール性の栄養障害として，ほかには，ビタミンの一種であるニコチン酸の不足による，**ペラグラ脳症**があります。ペラグラ脳症の急性期には意識がもうろうとした状態がつづき，皮膚炎，下痢などの症状を示し，後になって認知症が起こってきます。

　そのほか，失調性の歩行（しらふなのに千鳥足のような歩き方になってしまうこと）があ

らわれる**小脳変性症**，物がぶれて見える**アルコール性弱視**などがありますが，これらはいずれも，数種類のビタミンB群の不足，アルコールによる毒性の直接作用などが原因であると考えられています。

また，**アルコール性末梢神経炎**は，ビタミンB_1の不足で起こるといわれていますが，足先のしびれ感，痛み，筋力の低下，筋肉の萎縮などが起こり，歩くことが困難になることがあります。

● アルコールによる筋肉の病気

寝たときに足がつっぱったり痛んだり，指を一本一本伸ばしてやらないと自力では伸ばすことができないという症状を示す，**アルコール性筋炎**という病気もあります。

● アルコールによる脳の萎縮

はっきりとした症状がなくても，CTスキャンなどの脳のX線検査で調べると，長年にわたってアルコールを飲みつづけてきた人の脳は萎縮していることが非常に多いです（下図参照）。そして，比較的若い人の場合でも，軽い知能の低下が認められますし，高齢の方の場合には，年齢のわりに早くからボケ症状が見られます。

ある研究によれば，健康な60歳の男性では認知症の症状が見られる人は1.8％程度ですが，アルコール問題を抱える60歳の男性を調べてみると，なんと20％に認知症の症状が認められることが明らかになりました。また，健康な70歳の男性では18％に認知症の症状が見られるといわれていますが，アルコール問題を抱える70歳の男性の場合には，なんと67％に認知症の症状が認められたのです。この研究結果は，アルコールがいかに脳を衰えさせるかを示しています。

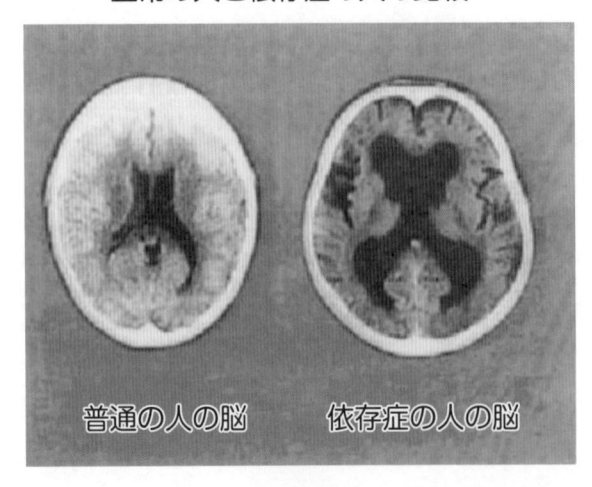

アルコールによる脳萎縮
——正常の人と依存症の人の比較——

普通の人の脳　　依存症の人の脳

それとは別に，アルコール問題を抱えている人の場合，自分でも気づかないうちに，酩酊状態で頭部を強く打っていることが多いのです。そのために，**脳外傷**や**硬膜下出血**を引き起こすことがよくあります。とくに，**硬膜下出血**の場合，「意識がぼんやりする」「歩けなくなってしまう」「尿をもらしてしまう」などの症状は，打撲直後にはあらわれず，数週間経過してから出現するのがふつうです。そのため，見落とされて手遅れになることがあります。

Q2 あなたは，アルコールや乱用した薬物の影響で，脳のはたらきが悪くなった感じがありますか？　それはどんなふうにですか？

悪くなった感じが　　　　　ある　・　ない
どんなふうに悪くなりましたか？:
_____
_____
_____

　これら脳神経系のアルコール性疾患の場合，一部には治療と断酒によって回復するものもありますが，多くは，後遺症がずっと残ってしまうものが多いのです。とくに神経細胞の場合，ほかの臓器と異なり，二度と再生しませんから，神経細胞が破壊されると，とりかえしのつかないことになります。ですから，なるべく早い段階で治療を始め，アルコールを使わない生活スタイルにしていくことが大切なのです。

第28回

あなたの再発・再使用のサイクルは？

以前にも出てきたことですが，重要なことなので，今回もくりかえします。

- 引き金となる「場所」「人」「物」「状況」を避けないこと
- スケジュールにない予定外の行動をとること
- 「依存症的な行動」に気づきながらも，放置すること
- 再使用を正当化するような「依存症的な思考」をしてしまうこと
- 危機状況において，適切な対処法（その場を離れる，だれかに連絡する，思考ストップ法を行う，自助グループに行く，抗酒剤を服用する）をとらないこと

以上はすべて，危険なサインであり，「自分でも気づかないうちに」，薬物やアルコールに対する欲求が高まっているときにみられる行動です。
「引き金」は出会うと，ほとんど自動的に欲求をひき起こすものですが，**「依存症的行動・思考（＝再発）」**は，自分でも気づかないうちに，長い時間をかけて少しずつ生じてきます。いつの間にか，アルコールや薬物を使っていたころのような生活パターンになり，いつの間にか「もう大丈夫だろうと」あれこれと自分に言い訳をするようになり，「わざわざ引き金に近づくような妙な行動」をとってしまいます。

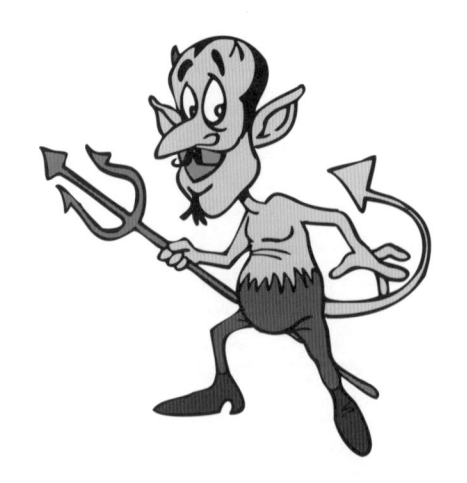

● 第28回　あなたの再発・再使用のサイクルは？

　アルコール・薬物の問題を持つ人は，**自分の脳のなかに，自分の理性だけではコントロールできない悪魔がすみついているようなものです。その悪魔は，巧みな言葉や理屈であなたに嘘をつかせたり，いいわけさせたり，もっともらしい理屈をいわせます。**

　あなたは，自分の言動のうちのいったいどれが，「脳にすむ悪魔」のしわざであるのかを，十分に理解しておく必要があります。

Q1 あなたは，ある人物・物・場所・状況が「引き金」になるとわかっていながらも，あれこれ自分にいいわけをして，その人物・物・場所・状況に近づいてしまったことはありませんか？

　　ある　・　ない
　　具体的にどのような人・物・場所・状況でしたか？→

　　
　　

Q2 そうした場合のあなたがよく使う得意な「いいわけ」，あるいは，これから使いそうな「いいわけ」には，どんなものがありますか？

　　
　　
　　

Q3 得意な「いいわけ」を使っているのに自分で気がついたときには，どんな方法でそれに対処したらいいと思いますか？

　　
　　
　　

　最後に，次のページにあなた自身の再発・再使用のサイクルと，それらへの対処方法を整理しておきましょう。この表は，あなたの一生の「宝」になるはずです。

【わたしの再発・再使用のサイクル】

| わたしの引き金
（外的なものと内的なもの） | → | 避けるため/出会ったときの対処 |

↓

| 依存症的行動
（使用時によくみられた行動パターンなど） | 依存症的思考
（使用を正当化するような言いわけ） | → | 出現したときの対処方法 |

↓

| 手に負えない強い欲求が生じる場面・状況 | → | 対処方法 |

↓

| アルコール・薬物を再使用してしまった！ | → | 対処方法 |

● 付録　相談機関リスト

下にあげた相談機関は，どこもあなたの秘密を守ってくれます。薬物やアルコールのことで困った時には，一度電話してみてください。

【全国の精神保健福祉センター】

アルコールや薬物依存の問題を含む，さまざまな心の問題や病気で困っている本人や家族および関係者の方からの相談を受けつけています。（電話の受け付け時間は，各機関によって違いますが，平日の日中のところが多いです。）

名称（五十音順）	郵便番号	住所	TEL	相談専用TEL
愛知県 精神保健福祉センター	460-0001	名古屋市中区三の丸 3-2-1	052-951-2881	052-971-9977
青森県立 精神保健福祉センター	038-0031	青森市大字三内字沢部 353-92	017-787-3951	017-787-3957 017-787-3958
秋田県 精神保健福祉センター	010-0001	秋田市中通二丁目 1-52 明徳館ビル1階	018-831-3946	018-831-3939
石川県 こころの健康センター	920-8201	金沢市鞍月東 2-6	076-238-5761	076-237-2700
茨城県 精神保健福祉センター	310-0852	水戸市笠原町 993-2	029-243-2870	029-244-0556
岩手県 精神保健福祉センター	020-0015	盛岡市本町通 3-19-1 県福祉総合相談センター2F	019-629-9617	019-622-6955
愛媛県 心と体の健康センター	790-0811	松山市本町 7－2	089-911-3880	089-941-5012
大分県 精神保健福祉センター	870-1155	大分市大字玉沢字平石 908	097-541-5276	097-541-6290 097-542-0878
大阪市 こころの健康センター	545-0051	大阪市阿倍野区旭町 1丁目 2-7-401	06-6636-7870	06-6636-7867
大阪府 こころの健康総合センター	558-0056	大阪市住吉区万代東 3-1-46	06-6691-2811	06-6607-8814
岡山県 精神保健福祉センター	703-8278	岡山市古京町 1-1-10-101	086-272-8835	
岡山市 こころの健康センター	700-8546	岡山市北区鹿田町 1-1-1	086-803-1273	086-803-1274
沖縄県立 総合精神保健福祉センター	901-1104	南風原町宮平 212-3	098-888-1443	098-888-1450
香川県 精神保健福祉センター	760-0068	高松市松島町 1-17-28	087-831-3151	087-833-5560
鹿児島県 精神保健福祉センター	890-0065	鹿児島市郡元 3-3-5	099-255-0617	
神奈川県 精神保健福祉センター	233-0006	横浜市港南区芹が谷 2-5-2	045-821-8822	045-821-6060

名称（五十音順）	郵便番号	住所	TEL	相談専用TEL
川崎市 精神保健福祉センター	210-0004	川崎市川崎区宮本町 2-32	044-200-3195	044-246-6742
北九州市立 精神保健福祉センター	802-8560	北九州市小倉北区馬借 1-7-1 「アシスト 21」5 階	093-522-8729	
岐阜県 精神保健福祉センター	500-8385	岐阜市下奈良 2-2-1	058-273-1111	058-276-0119
京都市こころの 健康増進センター	604-8845	京都市中京区壬生東高田町 1-15	075-314-0355	075-314-0874
京都府 精神保健福祉総合センター	612-8416	京都市伏見区竹田流池町 120	075-641-1810	075-645-5155
熊本県 精神保健福祉センター	860-0844	熊本市水道町 9-16	096-359-6401	096-356-3629
群馬県 こころの健康センター	379-2166	前橋市野中町 368	027-263-1166	027-263-1156
高知県立 精神保健福祉センター	780-0850	高知市丸の内 2-4-1	088-821-4966	088-823-0600
神戸市 こころの健康センター	652-0897	神戸市兵庫区駅南通 5-1-2-300	078-672-6500	078-672-1556
埼玉県立 精神保健福祉センター	362-0806	北足立郡伊奈町小室 818-2	048-723-1111	048-723-1447
さいたま市 こころの健康センター	338-0003	さいたま市中央区本町東 4-4-3	048-851-5665	048-851-5771
堺市こころの健康センター	591-8021	堺市北区新金岡町 5 丁目 1 番 4 号　北区役所 5 階	072-258-6646	072-258-6410
佐賀県 精神保健福祉センター	845-0001	小城市小城町 178-9	0952-73-5060	0952-73-5556
札幌こころのセンター	060-0042	札幌市中央区大通西 19 丁目「WEST19」4 階	011-622-0556	
滋賀県立 精神保健福祉センター	525-0072	草津市笠山 8-4-25	077-567-5010	077-567-5560
静岡県 精神保健福祉センター	422-8031	静岡市駿河区有明町 2-20 静岡総合庁舎別館 3F	054-286-9245	054-285-5560
静岡市 こころの健康センター	422-8006	静岡市駿河区曲金 3-1-30	054-285-0434	
島根県立 心と体の相談センター	690-0011	松江市東津田町 1741-3 いきいきプラザ島根 2 階	0852-32-5905	0852-21-2885
仙台市精神保健福祉 総合センター はあとぽーと仙台	980-0845	仙台市青葉区荒巻 字三居沢 1-6	022-265-2191	022-265-2229
千葉県 精神保健福祉センター	260-0801	千葉市中央区 仁戸名町 666-2	043-263-3891	043-263-3893 他
千葉市 こころの健康センター	261-0003	千葉市美浜区高浜 2-1-16	043-204-1582	043-204-1583
東京都立 精神保健福祉センター	110-0004	台東区下谷 1-1-3	03-3842-0948	03-3842-0946

名称（五十音順）	郵便番号	住所	TEL	相談専用TEL
東京都立多摩総合精神保健福祉センター	206-0036	多摩市中沢 2-1-3	042-376-1111	042-371-5560
東京都立中部総合精神保健福祉センター	156-0057	世田谷区上北沢 2-1-7	03-3302-7575	03-3302-7711
徳島県精神保健福祉センター	770-0855	徳島市新蔵町 3-80	088-625-0610	
栃木県精神保健福祉センター	329-1104	河内町下岡本 2145-13	028-673-8785	028-673-8341
鳥取県立精神保健福祉センター	680-0901	鳥取市江津 318-1	0857-21-3031	
富山県心の健康センター	939-8222	富山市蜷川 459-1	076-428-1511	076-428-0606
長崎こども・女性・障害者支援センター	852-8114	長崎市橋口町 10-22	095-844-5132	095-847-7867
長野県精神保健福祉センター	380-0928	長野市若里 7-1-7	026-227-1810	026-224-3626
名古屋市精神保健福祉センター	453-0024	名古屋市中村区名楽町 4-7-18	052-483-2095	052-483-2215
奈良県精神保健福祉センター	633-0062	桜井市粟殿 1000	0744-43-3131	
新潟県精神保健福祉センター	950-0994	新潟市中央区上所 2-2-3	025-280-0111	025-280-0113
新潟市こころの健康センター	951-8133	新潟市中央区川岸町 1 丁目 57 番地 1	025-232-5560	
浜松市精神保健福祉センター	430-0929	浜松市中区中央 1 丁目 12 番 1 号　県浜松総合庁舎 4 F	053-457-2709	
兵庫県立精神保健福祉センター	651-0073	神戸市中央区脇浜海岸通 1-3-2	078-252-4980	078-252-4987
広島県立総合精神保健福祉センター	731-4311	安芸郡坂町北新地 2-3-77	082-884-1051	082-892-9090
広島市精神保健福祉センター	730-0043	広島市中区富士見町 11-27	082-245-7731	
福井県精神保健福祉センター	910-0005	福井市大手 3-7-1 繊協ビル 2 階	0776-26-7100	0776-26-4400
福岡県精神保健福祉センター	816-0804	春日市原町 3-1-7	092-582-7500	092-582-7400
福岡市精神保健福祉センター	810-0073	福岡市中央区舞鶴 2-5-1 「あいれふ」6 階	092-737-8825	092-737-8826
福島県精神保健福祉センター	960-8012	福島市御山町 8-30	024-535-3556	024-535-5560
北海道立精神保健福祉センター	003-0027	札幌市白石区本通 16 丁目北 6-34	011-864-7121	011-864-7171
三重県こころの健康センター	514-8567	津市桜橋 3-446-34 三重県津庁舎保健所棟二階	059-223-5241	059-223-5245
宮城県精神保健福祉センター	989-6117	大崎市古川旭 5-7-20	0229-23-0021	0229-23-0302

名称（五十音順）	郵便番号	住所	TEL	相談専用TEL
宮崎県 精神保健福祉センター	880-0032	宮崎市霧島 1-1-2	0985-27-5663	0985-32-5566
山形県 精神保健福祉センター	990-0021	山形市小白川町 2-3-30	023-624-1217	023-631-7060
山口県 精神保健福祉センター	747-0801	防府市駅南町 13-40 山口県防府総合庁舎	0835-27-3480	0835-27-3388
山梨県立 精神保健福祉センター	400-0005	甲府市北新 1-2-12	055-254-8644	
横浜市 こころの健康相談センター	222-0035	横浜市港北区鳥山町 1735 横浜市総合保健医療センター	045-476-5505	045-476-5557
和歌山県 精神保健福祉センター	640-8319	和歌山市手平 2-1-2	073-435-5194	073-435-5192

【全国のダルク（DARC）】

　ダルク（DARC）とは，覚せい剤，シンナー，市販薬，アルコール等の問題を抱えた人のための，民間の薬物依存症のリハビリ施設です。スタッフも，薬物依存症からの回復者です。電話での相談も受けつけています。

名称	郵便番号	住所	TEL
北海道 DARC	060-0031	北海道札幌市中央区北一条東 6 丁目 10	011-221-0919
仙台 DARC	980-0011	宮城県仙台市青葉区上杉 2-1-26	022-261-5341
秋田 DARC	019-2441	秋田県大仙市協和小種字下鏡台 217	018-889-5060
磐梯 DARC リカバリー・ハウス	966-0402	福島県耶麻郡北塩原村大塩 4459-1	0241-33-2111
茨城 DARC 「今日一日ハウス」	307-0021	茨城県結城市大字上山川 6847	0296-35-1151
鹿島 DARC	314-0143	茨城県神栖市神栖 1-6-26	0299-93-2486
鹿島 DARC シャローム・ハウス	314-0143	茨城県神栖市神栖 1-6-26	0299-93-5507
栃木 DARC 宇都宮アウトペーシェント	320-0014	栃木県宇都宮市大曽 2-2-14 形松ビル 3 階	028-650-5582
栃木 DARC 那須トリートメント・センター	329-3225	栃木県那須郡那須町豊原丙 3227-2	0287-77-7157
DARC 女性シェルターとちぎ	329-0501		0285-53-7963

名称	郵便番号	住所	TEL
群馬 DARC	370-0002	群馬県高崎市日高町 144	027-363-3308
埼玉 DARC	330-0061	埼玉県さいたま市浦和区常盤 6-4-12	048-823-3460
千葉 DARC	260-0841	千葉県千葉市中央区白旗 3-16-7	043-209-5564
日本 DARC 本部	116-0002	東京都荒川区荒川 3-33-2	03-3891-9958
日本 DARC 上野インフォメーション・センター	110-0015	東京都台東区東上野 6-21-8 サニーハイツ東上野 2 階	03-3844-4776
日本 DARC サンライズ・レジデンス	130-0005	東京都墨田区東駒形 3-2-4	03-5819-3877
日本 DARC トゥデイ・ハウス	299-0244	千葉県袖ヶ浦市野田 39-9	0438-63-5005
DMC（ダルク・メモリアル・コミュニティー）	116-0002	東京都荒川区荒川 3-33-2	03-6909-6338
東京 DARC	116-0014	東京都荒川区東日暮里 3-10-6	03-3807-9978
東京 DARC セカンド・チャンス	110-0003	東京都台東区根岸 3-18-16	03-3875-8808
Flicka Be Woman（フリッカ）DARC	114-0014	東京都北区田端 6-3-18 ビラカミムラ 301 号	03-3822-7658 （月・火・水・木）
横浜 DARC デイケア・センター	232-0017	神奈川県横浜市南区宿町 2-44 宮前ビル 1 階	045-731-8666
川崎 DARC	213-0005	神奈川県川崎市高津区北見方 3-8-11 名川荘 203 号	044-812-3219
長野 DARC	386-0155	長野県上田市蒼久保 1522-1	0268-36-1525
長野 DARC 薬物問題電話相談室			0268-36-1533
岐阜 DARC	500-8175	岐阜県岐阜市長住町 7-3	058-251-6922
静岡 DARC	419-0111	静岡県田方郡函南町畑毛 205-5	055-978-7750
スルガ DARC	424-0901	静岡県静岡市清水区三保 3243	054-34-4360
三河 DARC	440-0871	豊橋市新吉町 73 先大手ビル E 棟 104	0532-52-8596
名古屋 DARC	462-0834	愛知県名古屋市北区長田町 4-67	052-915-7284
三重 DARC	514-0033	三重県津市丸之内 1-16	059-222-7510

名称	郵便番号	住所	TEL
びわこ DARC	520-0813	滋賀県大津市丸の内町 8-9	077-521-2944
京都 DARC	612-0088	京都市伏見区深草出羽屋敷町 10-13	075-645-7105
大阪 DARC	532-0002	大阪府大阪市淀川区東三国 3-1-7 メゾンサクライレブン北棟 104 号	06-6396-5404
奈良 DARC	635-0065	奈良県大和高田市東中 2-10-18 北橋ビル 2 階	0745-22-0207
鳥取 DARC	681-0001	鳥取県岩美郡岩美町牧谷 645-4	0857-72-1151
和歌山 DARC ハヌマンハウス	640-8319	和歌山県和歌山市手平 5-8-28	073-423-5046
高知 DARC	784-0032	高知県安芸市穴内乙 390-3	0887-35-2997
九州 DARC デイケア・センター	812-0017	福岡県福岡市博多区美野島 2-5-31	092-471-5140
北九州 DARC デイケア・センター	802-0064	福岡県北九州市小倉北区片野 4-13-30 片野タカケンビル 1 階	093-923-9240
長崎 DARC	850-0045	長崎県長崎市宝町 9-14 三愛ビル 201 号	095-848-3422
熊本 DARC	860-0855	熊本県熊本市北千反畑町 1-9 古荘 201 号	096-345-1713
大分 DARC	870-0813	大分県大分市王子山の手町九組	097-547-2375
宮崎 DARC	880-0027	宮崎県宮崎市西池 11-36	098-538-5099
DARC 女性ハウス九州		（連絡は宮崎 DARC へ）	
沖縄 DARC デイケア・センター	901-2221	沖縄県宜野湾市伊佐 1-7-19	098-893-8406

【アパリ（APARI）】

アパリ（APARI）とは，薬物問題で苦しんでいる人たちを支援する NPO 法人です。薬物依存症者のためのリハビリ施設の運営や，保釈中の刑事被告人に対する薬物研修プログラムの実施などをしています。精神科のクリニックも併設されています。

◆ APARI 東京本部

〒110-0015　東京都台東区東上野 6-21-8 サニーハイツ東上野 1 階
　　　　　　　TEL　03-5830-1790
ドラッグ・ダイヤル：03-5830-1790
月曜～金曜　午前 10 時～午後 6 時（休日を除く）

ドラッグに関する疑問，質問，悩み，体験談，武勇伝，ぐち，心配，不安，相談などを何でも受け付けています。本人の同意なしで医療施設や警察など他の機関に連絡することはありません。（ただし，自殺をはじめ自分自身・他人への殺傷行為に関する場合を除きます）

◆ APARI クリニック上野（精神科・心療内科）
　〒110-0015　東京都台東区東上野6－21－8 サニーハイツ東上野1階
　　　　　　TEL 03-5827-1020

【自助グループ】
　薬物やアルコール問題など，同じ悩みを抱えた当事者同士の，回復のための集まりです。薬物依存者本人のためのグループ，アルコール依存者を抱えた家族のためのグループなど，いろいろなグループがあります。全国各地にたくさんの会場がありますので，自分の家の近くのミーティング会場はどこにあるのかなどは，それぞれのグループの代表電話に問い合わせてみてください。「一緒に薬物やアルコールをやめる仲間」が見つかるかもしれません。

◆ NA JAPAN （エヌ・エー　ジャパン）
薬物依存者本人のための自助グループです。
代表連絡先：Japan Central Office（ジャパン セントラル オフィス）
〒115-0045　東京都北区赤羽1-51-3-301　TEL／FAX 03-3902-8869
営業時間　毎週火曜日 19：00～20：00　第1・第3週木曜日 19：00～21：00
毎週土曜日 13：00～17：00　（Fax は毎日24時間受付けています）

◆ NAR-ANON JAPAN （ナラノン　ジャパン）
薬物依存症者をかかえた家族のための自助グループです。
代表連絡先：ナラノンG.S.O（ゼネラルサービスオフィス）
〒171-0021 東京都豊島区西池袋2-1-13　目白ハウス2Ｅ
TEL／FAX 03-5951-3571
受付：毎週月～金曜日 AM10：00～PM16：00 （祝祭日は休み）

◆ AA JAPAN （エー・エー　ジャパン）
アルコール依存者本人のための自助グループです。
大代表：ＡＡ日本ゼネラル・サービス・オフィス（ＪＳＯ）
〒171-0014 東京都豊島区池袋 4-17-10 土屋ビル4階
TEL 03-3590-5377　FAX 03-3590-5419
業務時間：月曜日～金曜日 10：00～18：00　（土日祝日休み）

＜各地域のセントラルオフィス＞
お住まいの地域のオフィスに連絡をとってください。

◆北海道セントラルオフィス
〒063-0804 札幌市西区二十四軒4条5丁目3-3 キャロム24軒A棟1F1号
TEL／FAX 011-557-4329
業務時間：月曜日～金曜日 10:00～17:00（土日祝日休み）

◆東北セントラルオフィス
〒981-0933　仙台市青葉区柏木1-7-12 紫苑荘2階東
TEL／FAX 022-276-5210 業務時間：月曜日～金曜日 9:00～17:00 （土日祝日休み）

◆関東甲信越セントラルオフィス
〒170-0005 東京都豊島区南大塚3-34-16　オータニビル3F
TEL 03-5957-3506　FAX 03-5957-3507
業務時間：10:00～19:00（年中無休）

◆中部北陸セントラルオフィス
〒462-0844　名古屋市北区清水4-15-1 日宝黒川ビル404号
TEL 052-915-1602　FAX 052-917-0764
業務時間：月曜日～金曜日 10:00～17:00（土日祝日休み）

◆関西セントラルオフィス
〒550-0015 大阪市西区南堀江2-3-24 マッセ南堀江メゾン801
TEL 06-6536-0828　FAX 06-6536-0833
業務時間：月曜日～金曜日 9:30～17:30 日祝日 13:00～16:00

◆中国四国セントラルオフィス
〒730-0051　広島市中区大手町3丁目6-13　ダイアパレス603号
TEL 082-246-8608　FAX 082-295-9754
業務時間：月曜日～金曜 10:00～18:00　（土日祝日休み）

◆九州沖縄セントラルオフィス
〒892-0803　鹿児島市祇園之州12 セジュール祇園之州203号
TEL／FAX 099-248-0057
業務時間：月曜日～金曜日 10:00～16:00（土日祝日休み）

◆Al-Anon JAPAN　（アラノン　ジャパン）
アルコール依存症者をかかえた家族のための自助グループです。
大代表：アラノンジャパンGSO（日本アラノン本部）
TEL 03-5483-3313（10:00～17:00 日曜・祝日は休み）MAIL：gso@al-anon.or.jp
〒145-0071　東京都大田区田園調布2-9-21
〒100-8698　郵便事業株式会社銀座支店　郵便私書箱2201

「平安の祈り（The Serenity Prayer）」

神様　私にお与えください。
自分に変えられないものを　受け入れる落ち着きを，
変えられるものは　変えてゆく勇気を，
そして二つのものを　見分ける賢さを。

God grant me the serenity to accept
the things I cannot change,
courage to change the things I can,
and wisdom to know the difference.

（Reinhold Niebuhr）

＜作成者＞
◦ 松本俊彦　　　独立行政法人　国立精神・神経医療研究センター精神保健研究所
　　　　　　　　　　　　　　　薬物依存研究部／自殺予防総合対策センター
◦ 小林桜児　　　独立行政法人　国立精神・神経医療研究センター病院
◦ 今村扶美　　　独立行政法人　国立精神・神経医療研究センター病院

解題

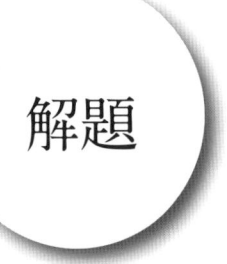

　本書は，著者ら3人が中心となって試行錯誤を繰り返しながら作り上げてきた薬物依存症治療プログラムである，「せりがや覚せい剤再乱用防止プログラム（Serigaya Methamphetamine Relapse Prevention Program; SMARPP（スマープ））」の教材を，アルコール依存症にも対応できるような加筆を施したワークブックです。

　この解題の場を借りて，わが国の薬物依存症臨床の現状や海外における薬物依存症治療のエビデンス，ならびに，SMARPP立ち上げの経緯について説明させていただこうと思います。

これまで精神保健医療機関は薬物依存者に何を提供してきたか？

1．精神科医療の「招かれざる客」

　わが国は，すでに60年あまりにおよぶ深刻な覚せい剤乱用問題が続いている，国際的にも希有な状況にあります。しかし，精神科医療は，この60年間，覚せい剤をはじめとする薬物依存者の社会復帰のために，一体何をしてきたでしょうか？

　この問いに対する答えを考えると，かなり心許ない気持ちになります。なにしろ，覚せい剤依存者とは，いまだに精神科医療の「招かれざる客」であり，いまもって精神科病棟に迷い込んだ犯罪者と捉える精神科医療関係者も少なくありません。実際，薬物による中毒性精神病を呈する患者に対しては，警察に診察前の尿検査を要請し，「退院後にただちに逮捕してくれなければ，入院は引き受けられない」などと公言してはばからない精神科医もめずらしくありません[1]。

2．「まだ底をついていない」という常套句

　それでも，少数の良心的な精神科医療関係者が薬物依存者に対して熱心に医療を提供してきました。彼らは，薬物依存者の「中毒性精神病」の入院治療を引き受け，その治療が終わると，ダルク（DARC: Drug Addiction Rehabilitation Center）や

N.A.(Narcotics Anonymous)といった援助資源を紹介しました。しかしそうした紹介は，ともすれば「DARCへの丸投げ」ともいうべき無責任なものとなりやすく，大抵，依存者の多くは，そうした提案を受け流し，退院とともにどこかに消えていってしまいました。紹介した医療者は，「あの患者はまだ底をついていない」と呆れ顔でつぶやいて，そのままその依存者のことは忘れてしまう，というのがお決まりのパターンでした。実際のところ，最初から抵抗感なく12ステッププログラムにつながることのできる薬物依存者など，医療機関に訪れた者のごく一部にすぎません。

なかには，良心的であるうえに熱意もある精神科医療関係者——ここには私たちも含まれると信じたいのですが——もいました。彼らは，中毒性精神病が消退した薬物依存者に入院による依存症治療プログラムを提供していましたが，それは，さまざまな内科疾患を抱えた中高年のアルコール依存者を対象として開発されたものであり，年若く性急な薬物依存者にとっては，何とも説教臭く退屈な内容でした。結局，彼らの多くは，しびれを切らしてプログラム中途で退院してしまいました。

実は，医療者側の事情から退院してもらうこともありました。要するに，「強制退院」です。薬物依存者は，とにかく入院中の病棟規則違反や問題行動が多く，医療者は，トラブル処理と治療環境の維持に追われ，往々にして治療どころではないという状況に陥ってしまいます。私たち自身にも，退院させるにあたって，「まだ底をついていないから，あんなバカげたことをするのだ」などと自分自身を慰めた苦い経験は，数え切れないほどあります。

3．治療離脱率の高い外来治療

そのようなわけで，入院治療の中断者も含めて，医療機関を訪れた薬物依存者の多くが，「外来」という治療セッティングにとどまることになるわけです。最初のうちは緊張感をもって彼らに臨んでいた医療者も，初診から2，3回も外来診察しているうちに，診療の内容は近況報告と処方箋のやりとりという単調なスタイルに堕してしまいます。その結果，多くの依存者は外来治療を継続することの意義に疑問を抱き，通院そのものが億劫に感じられてきてしまうわけです。私たちの調査[2]によれば，神奈川県立精神医療センターせりがや病院（以下，せりがや病院）外来に初診した覚せい剤依存者の64％は，初診から3カ月後に治療から離脱してしまっていることがわかっています。受診までの家族や地域の援助者の苦労，さらには，本人の逡巡を考えると，残念な話です。

ところで，そもそも私たち精神科医療関係者は，薬物依存者に一体どのような外来治療プログラムを提供してきたのでしょうか？　すぐに思いつくのは，薬物による心身への害をことさらに強調した心理教育——説教？——です。しかし，これは治療プログラムでも何でもありません。大体，薬物の害など，「自分の身体を使って覚せい剤の弊害に関する臨床実習をした」依存者にとっては，いまさら聞きたくもない話ばかりではないでしょうか？　少なくとも，交通費や診察費を支払い，長い待ち時間に耐えてまで提

供されたいと思う治療ではありません。これでは、患者が治療を中断したとしても文句はいえないでしょう。

わが国の精神科外来で行われてきた薬物依存症の治療法といえば、せいぜい条件契約療法[3]くらいのものでしょうか？　これは、外来治療の開始にあたって、あらかじめ、毎回の受診時に尿検査を行い、覚せい剤反応が陽性となったときには警察に自首することを契約する、という方法です。わが国では、まだこの方法の有効性は検証されていませんが、海外の研究では、かなり以前より、司法的対応などの懲罰によって管理されている治療では、離脱率が有意に高いことが明らかにされています[4]。最も援助を必要とする依存者が援助から遠ざかってしまうというのは、いかにも皮肉な話です。

いずれにしても、われわれが知るかぎり、わが国の医療機関において覚せい剤依存に対して提供してきた外来治療とは、実にお粗末な、文字通り「笊(ざる)で水をすくうがごとき」様相のものでした。それでも、われわれは、治療から離脱した患者について、「まだ底をついていないから」と自らにいいきかせ（本当は、「自分で自分をだます」といったニュアンスのほうが強いのかもしれません）、その患者がいつの日か強い治療動機をもって外来に再登場することを信じようとしてきました。けれども、そんな折に思いがけずその患者の訃報——少なくない数の自殺が含まれていました——に接することがありました。そして、そのたびに、「本当にあれで良かったのか」と罪責感を伴う自問を繰り返すことになるわけです。私たちの経験だけをふりかえっても、こうした悲しい出来事は一度や二度ではありませんでした。

海外では覚せい剤依存者に何を提供しているか？——Matrix Model

わが国の医療機関が薬物依存者に対して何かをすべきかを考えるまえに、ここで、海外——それも、わが国と同様、急激な覚せい剤の乱用拡大を経験した米国——で何が行われてきたかを考えてみましょう。

1. 中枢刺激薬乱用が依存臨床にもたらしたもの

1980年代に入り、米国ではコカインの乱用者の急激な増加に見舞われました。これに対して、当時の政府は薬物に対する規制を強化し厳罰主義で臨みましたが、功を奏しませんでした。つまり、再犯者があまりに多く、単に刑務所の「回転ドア現象」を呈するだけだったのです。当然ながら、医療機関はコカイン依存者の治療を行うことを迫られ、「底つき hitting bottom」や「厳しい愛 tough love」という言葉で有名な Minnesota Model[5]にもとづく28日間入院治療プログラムを実践する医療機関が、アルコールや

ヘロインの依存に対するのと同じ方法で治療が試みられました。しかし，これも十分な成果を上げることができませんでした[6,7]。

アルコール・ヘロイン依存治療で定評がある，あの Minnesota Model が成果を上げられなかった背景には，依存性薬物の薬理作用の相違，そして，そのことに由来する依存者の臨床的特徴の相違が関係しているといわれています[6]。すなわち，アルコールやヘロインといった身体依存を持つ中枢抑制性物質の場合，その顕著な耐性上昇と離脱症状の苦痛により，いわゆる「底つき」を体験しやすいのです。いいかえれば，離脱症状による身体の衰弱は，それらの物質をやめる十分な動機をもたらしますが，しかしその一方，コカインや覚せい剤といった中枢刺激薬の依存者の場合，離脱の苦痛は治療動機となりにくく，なかなか「底をつかない」のです。それどころか，中枢刺激薬の乱用者が「底をつく」のを待っていたら，その前に中毒性精神病にもとづく暴力事件が発生してしまいます。

私たちは，コカイン・覚せい剤などの中枢刺激薬乱用の台頭は，米国の依存臨床を2つの点で大きく変えたと考えています。その1つが，後述する，Matrix Model などの新しい治療プログラムの登場です[7]。そして，もう1つが，「刑務所の回転ドア」に失望した判事たちが独自に開始した，ドラッグコート[8]ですが，このドラッグコートによる地域内処遇にしても，Matrix Model のような治療プログラムが存在したからこそ成立し得たものといってよいでしょう。

2．Matrix Model を構成するコンポーネント

Matrix Model とは，1984 年に設立された Matrix 研究所[9]のクリニックで開発された，中枢刺激薬依存に対する統合的集中型外来治療アプローチ法であり[10]，再発予防スキルトレーニング，動機付け面接，心理教育，家族療法，12 ステッププログラムへの参加などといった，複数の治療要素が統合されたものです。

すでに誕生から 25 年あまりを経過しているものですが，抵抗や否認とは闘わず，罰則ではなく報酬を用い，クライエントの治療継続に力点を置く，という Matrix Model の方法論は，わが国の精神科医療関係者には，いまもって新鮮，もしくは非常に大胆なものに思えるはずです。また Matrix Model が採用している，ワークブックと治療者マニュアルに準拠したグループセッションという方式は，幅広い援助者が容易に実施できるという点で優れています。なお，このプログラムは当初は 24 週間という期間が設定されていましたが[11]，近年，コスト管理型医療（Managed Care）の影響を受け，16 週間に短縮されています[6]。

Matrix Model の治療コンポーネントは，大まかにいって，「依存者本人への直接的介入」「家族への介入」「社会的資源の活用」「薬物使用モニタリング」という4つのコンポーネントから構成されています[6]。

1）依存者本人への直接的介入（初期回復グループ，再発予防グループ）

　以下のグループ療法セッションを組み合わせて，依存者が少なくとも週3日はクリニックを訪れるように予定を組みます。すでにコカイン依存の治療に関して，週1回の外来治療では何も治療を行わない場合と転帰に差がなく，有効な治療のためには最低でも週2回，できれば週4回の治療セッションが必要であることが明らかにされています。その意味で，外来グループセッションを週3回実施することはきわめて重要といえます。なお，この3回のセッションは，たとえば月・水・金とか火・木・土のように間隔をあけて連続しないようにして実施する必要があります。

　実際のセッションでは，まずは講義形式で渇望の神経生物学的機序や条件付けのメカニズム，回復のプロセス（ハネムーン期，壁期，回復期，安定期）をわかりやすく説明し，その後に，ワークブックを用いたグループセッションのなかで，それぞれの自分にとって渇望のトリガーとなるものを同定します。そして，そうしたトリガーに対処するためのスキルを修得し，毎日の生活のスケジュールを立てるという作業に取り組むわけです。

　（1）トリガーの同定

　トリガーには以下のようなものがあります。

① 外的トリガー：薬物渇望を刺激する人物（売人，薬物仲間など），場所（繁華街，クラブなど），時間帯・曜日・特別な日（深夜，週末，給料日やクリスマスなど）。
② 内的トリガー：H.A.L.T.（Hungry 空腹，Angry 怒り，Lonely 孤独，Tired 疲労）に該当するような，依存者自身の心身の状態。
③ 依存症的行動：薬物乱用時に見られやすい行動（不正直や約束不履行，特定のパートナー以外とのセックスや強迫的性行動，夜更かしや朝寝坊など）。
④ 依存症的思考：薬物使用を正当化するような考えや弁明（「たまには少しくらいいいじゃないか」「こんなひどいショックを受けたんだから，仕方がない」）。
⑤ パラフェルナリア：薬物を使っていた道具（ガラスパイプや注射器など）のようなきわめて強力な外的トリガー。

　これらのトリガーに遭遇した依存者は，頭のなかで，「どうしよう，困ったな……でも，今日は大丈夫かな。少しなら平気かな」などと，「使いたい気持ち」と「やめたい気持ち」とが葛藤する対話（Matrixでは「思考」と呼んでいます）をはじめてしまいます。しかし，この対話をはじめた段階ではすでに手遅れであり，自分でも気づかないうちに渇望は手に負えないほど巨大化し，再使用までは時間の問題となってしまいます。したがって，再使用を防ぐには，まずはできるかぎり外的・内的なトリガーを避け，パラフェルナリアを処分し，依存症的行動をしないようにする必要があるわけです。

　（2）対処スキル

　万一，トリガーに遭遇した時点で何らかの対処スキルで，次の「思考」の段階に移行しないようにする必要があります。治療者は，こうした場合のスキルとして，思考ストップ法，視覚イメージ法，スナッピング（手首にはめた輪ゴムを弾く），瞑想などの方法

を用いたり，重要他者に連絡したり，12ステップミーティングに参加するなどの行動をとることを提案します。また，曜日や時間帯，給料日のような，絶対に回避できないトリガーに対しては，重要他者と一緒に食事をする予定などをあらかじめ入れておく方法を提案する必要があります。

　　　（3）スケジューリング（日課の計画を立てる）

　次のセッションまでの日課を立てます。原則として，外的トリガーや依存症的行動を避けるような生活を立てることを勧めています。トリガーとは反対に，「自分が薬物渇望に流されてしまいそうになるのを止めてくれるもの」として「錨（アンカー）」も同定しておくことは，危険な場所に行ったり，危険な曜日や時間を過ごさねばならない場合に役立ちます。

　Matrix Modelのプログラムにおいては，スケジューリングは必ずクリーンな（薬物やアルコールの影響のない）状態にあるときに行うことが指示されています。そして，予定した日課にない行動をとることは，それ自体が薬物使用の危険を高める「依存症的行動」であると見なされます。

2）家族への介入

　講義形式で渇望の神経生物学的機序や条件付けのメカニズム，あるいは回復のプロセスについて知識を身につけ，依存者本人が取り組んでいるプログラムの内容（トリガーの同定や対処スキルの修得，さらにスケジューリングの意義など）について理解を深めてもらい，本人の内的・外的トリガーや依存症的行動への対処を支援できるような協力体制を整えます。

3）社会資源の活用

　Matrix Modelでは，12ステップミーティングを，経済的負担のかからない社会資源の1つと捉え，クリニック受診日以外の日の日課として活用することで，安全な生活を計画することを推奨しています。12ステップミーティングは，時間帯を薬物使用の危険が高い時間帯や曜日，休日を安全に過ごしたり，感情的動揺のような内的トリガーに遭遇した場合に有用な資源となります。ただし，12ステップミーティングへの参加は決して必須ではなく，参加しないからといって，治療から除外されることはありません。

　同じような社会的資源として，Matrix独自に月1回開催している「ソーシャル・グループ」という集まりもあります。これは，Matrix Modelの卒業生が現在のプログラム参加者とその家族にメッセージを伝える場です。こうした集まりも安全な生活を構造化するための重要な要素となっています。

4）薬物使用モニタリング

　Matrix Modelでは，週3回のクリニック受診日のうち，ランダムに選ばれたいずれか1日に尿検査を実施し，覚せい剤などの薬物反応の有無を確認しています[6,7]。この尿検査は，司法的対応のためにではなく，治療効果を評価するために用いるものであり，その点で，前述した条件契約療法とは一線を画するものであることに注意する必要があります。

Matrix Modelの治療論では，再使用（Relapse）は治療経過中に必然的に起こるものとして捉えられています。それだけに，治療者には，使用状況を客観的にモニタリングすることで，現在提供している治療の有効性についてフィードバックを得ることが求められています。そして，薬物反応が陽性であった場合には，個人セッションにおいて再発分析を協働的に行い，もしも陽性反応が続いている場合には，現在の治療内容を見直す必要があります。なお，Matrix Modelにおいては，再使用は，本人の責任ではなく，治療者の責任と見なされます。

Matrix Modelでは，薬物使用のトリガーとなりやすい二次的物質（アルコールや大麻）の使用を避けることも重視しており，これらに関するモニタリング（呼気アルコール検査など）の実施も推奨しています。

3．Matrix Modelにおける薬物依存者との関わり方

Matrix Modelでは，クライエントの自己評価や自尊心を高める関わり方が重視されています。このため，治療者には，決して物事を決めつけず，クライエントの回復を見守る態度を維持することが求められます。その態度とは，教師・コーチに比せられ，望ましい行動は支持し，望ましくない行動についてはクライエントにフィードバックするというものです。

以下に，Matrix治療者の心得についていくつか列挙しておきます[6]。

1）全ての薬物依存者は治療に対して両価的な思いを抱いていると心得る

経験の乏しい臨床家は，治療に訪れた薬物依存者に治療動機の乏しさや「否認」を見出すと，焦燥感や怒りを感じる傾向があります。しかし，治療に対して無条件かつ全面的な熱意を持って治療にやってくる薬物依存者など存在しません。こうした抵抗は，治療を妨げるものではなく，覚せい剤依存を構成する不可欠な一部分として捉えなければなりません。

2）最初の問い合わせ電話に迅速かつ積極的に対応する

薬物依存者からの電話による最初のコンタクトをどのように扱うかによって，その依存者が治療を開始するか否かが決まってしまいます。したがって，問い合わせ電話には迅速に対応し，電話で保留にしないことが重要とされています（特に覚せい剤やコカインといった中枢刺激薬の依存者は，「何事も待てない」という性急さが特徴的であり，電話を保留にされるとそのまま切ってしまうことが多いといわれています）。スタッフが問い合わせ電話に迅速に対応できる体制は，それだけで依存者の治療導入の可能性を高めます。

3）最初の予約をできるだけ早い時期にスケジュールする

クライエントの「治療を受けよう」という決断はきわめて容易に移ろってしまうものです。そのため，最初のコンタクトと実際のセッション開始までの時間が開きすぎると，予約の日にクライエントが現れないという事態が生じます。事実，最初の問い合わせ電

話から 24 時間以内のできるだけ早い時間に面接予約を入れると治療導入率が高くなるといわれています[12]。

4）治療プログラムについて明確なオリエンテーションを提供する

クライエントには，治療内容・期間や治療プログラムにおける規則，参加に際してクライエントが期待されることについて明確な情報を与えるべきです。オリエンテーションは，クライエントの恐れや不安を払拭するのに役立ち，治療継続にプラスの影響を与えます。

5）クライエントに選択肢を与える

人は自分で選択したという実感が持てるものには参加しやすく，治療からの離脱も少ないことが明らかにされています[13]。自分で選択したと実感するためには，クライエントに選択肢を与え，そのなかからもっとも適切な治療計画を選択できるように，協働的な作業を行うことが大切です。

6）クライエントに敬意を持って接する

クライエントを温かく迎え，敬意を持って接することが，治療継続率の向上に有効であることが明らかにされています[14]。確かに，一部の覚せい剤依存者は挑発的で扱いにくいのも事実ですが，だからといって，クライエントが治療への援助を求めるのにどれほどの勇気を要したか，治療開始を決断することがどれほど恥ずかしく不安な経験であるかを忘れてはなりません。援助と治療を求めるクライエントに対しては，原則として肯定的な評価を伝えるべきです。

7）治療者は共感をもってクライエントに懸念を伝える

治療者は思いやりがあり，友好的，魅力的，共感的で，しかも率直でなければなりません。助言や提案は，支配的・対決的な方法ではなく，思いやりと援助的姿勢を持って提供されるべきです。権威的・対決的な態度は，暴力のリスクを高めます。

8）抵抗とは闘わない

クライエントの治療に対する抵抗と闘ってはなりません。事実，すでに「否認」を打破するような戦略は逆効果であることが明らかにされています[15, 16]。

9）正の報酬を用いて治療参加を強化する

商品のクーポン券や割引券などの報酬を用いた治療は継続性と有効性において優れていることが明らかにされています[17]。こうした報酬は，賞状やシールのような簡単な物でも有効であるようです[18]。そして，クライエントには，何があっても——たとえ覚せい剤を再使用したときでも——治療プログラムに戻ってくるように，というメッセージを繰り返し伝える必要があります。クライエントには，いつでもプログラムに戻ってきてよいこと，いつでも歓迎されるのだということを伝えながら，予約カード，パンフレット，予定表などを渡すのがよいとされています。

10）「予約すっぽかし」に対する電話

予約したセッションに参加しなかったクライエントには電話をかけて来院を励ます必要があります。

4．その他に Matrix Model のセッションで重視されていること

1）薬物使用に関連する強迫的な性行動をアセスメントする

　覚せい剤や MDMA といった薬物の使用は，しばしば不特定多数とのセックス，あるいは強迫的自慰行為や強迫的なポルノ鑑賞といった強迫的な性行動，さらには自身の本来の嗜好性とは異なる同性愛行為や買春行為などと密接に関連しています[19]。薬物依存者にとって，こうした性行動は，薬物渇望を刺激する依存症的行動となります。なかには，こうした覚せい剤使用中に自分が行ってしまう強迫的性行動に不安を抱き，「自分だけなのではないか」と感じ，治療から離脱してしまう依存者もいます。そのような理由から，Matrix Model では，こうした性の問題もセッションのなかで積極的に取り上げています。

2）二次的物質の使用をアセスメントする

　覚せい剤依存者のなかには，アルコールや大麻などの物質を使用する習慣を持っている者が少なくありませんが，実際にそうした「二次的物質」の使用に問題を感じている者はごくわずかです。しかし，たとえごく少量の摂取であっても，これらの物質がもたらす脱抑制効果や条件付けされた反応は覚せい剤の渇望を高め，依存者を再使用の危険に曝すことが明らかにされています[20-22]。このため，治療セッションのなかでは，二次的物質を避けることについても，積極的に取り上げる必要があります。

　もっとも，クライエントによっては，主要物質である覚せい剤使用について治療を受ける気持ちはあっても，二次的物質についてはやめる気持ちになってないことも少なくありません。彼らが二次的物質をやめる気がないからといって，それで治療を中断することがあってはなりません。また，治療の初期においては，むしろ二次的物質の使用は一般的に見られることであり，再使用分析などを通じて少しずつクライエントが問題を認識できるように支援すべきです。

5．Matrix Model の有効性

　Matrix Model の有効性を検証した研究はすでにいくつか存在します[20, 23-25, 26]。なかでも，Matrix Model は，従来の外来治療に比べて，治療離脱率が有意に低く，治療期間中の断薬率が有意に高く[25]，また，入院による治療や 12 ステップミーティングによる治療と比較しても，治療離脱率が有意に低く，治療中の断薬率が有意に高いことが明らかにされています[20]。しかし，その一方で，治療期間修了後 6 カ月経過時点での転帰に関しては，Matrix Model と従来の治療とのあいだで効果に差がないようです。

　Matrix Model の構造を考えれば，こうした結果はある程度予想できるものといえるかもしれません。なにしろ少なくとも週 3 回クリニックでのセッションに参加し，その 3 回のうちのいずれか 1 日に抜き打ちで尿検査を実施されたらば，文字通り「クスリを使っている暇がない」という状況になります。スケジューリングによって生活を構造化

することにも，まさにそうした「暇」をなくす意義があるといえるでしょう。それだけに，ひとたび治療が終了した場合には，クライエントの生活を守る構造は消失し，再び薬物に耽溺する生活に戻ってしまうのは，当然のことといえます。

しかし私たちは，こうした治療終了後転帰に関する否定的な結果が，必ずしもMatrix Modelの有効性を否定するものではない，と考えています。そもそも，この世のあらゆる慢性疾患の治療を見渡してみて，「一定期間だけ治療すればその効果が永遠に維持される，魔法の治療法」など，はたして存在するでしょうか？　薬物療法，食事療法，運動療法，各種理学療法……いずれもしばらくこれに取り組んだとしても，やめてしまえば，その効果は時間経過に伴って減衰していきます。

重要なのは，効果の持続性に優れた治療法ではなく，治療離脱率の低い治療法を提供することなのです。治療離脱率が低く，治療期間中の断薬率が高いプログラムであれば，少なくとも治療中は薬物使用を低減させることができます。プログラム終了後の効果維持を目指すならば，自動車運転免許の講習のように，折に触れて追加のブースター・セッションを提供できる体制を整備すればよいのです。

6．Matrix Modelとわが国の依存臨床との相違点

ここまで述べてきたように，Matrix Modelの治療理念は，「底つき」や「厳しい愛」，あるいは「否認打破」に象徴される，古典的なMinnesota Modelとは正反対に近いものです。当然ながら，わが国における依存症の治療論とも多くの点で異なっています。

私たちは，わが国の依存臨床の先輩たちから，「治療プログラムへの不満」「12ステップミーティング参加への抵抗」「予約のすっぽかし」などはすべて，治療動機の乏しさによるものであり，いまだ「否認打破」や「底つき」が不十分である証拠である，と教えられてきました。また，依存症患者に対しては，「来る者は拒まず，去る者は追わず」といった受動的な態度で接していましたし，受診や入院を性急に希望する依存患者に対しては，彼らの治療意欲が十分かどうかを値踏みするために，わざと予約を先延ばしにすることさえあったのです。まるで，「やる気のある奴だけ来い」と言い放って，竹刀片手にグランドで仁王立ちする，運動部顧問のような態度だったわけです。

Matrix Modelは，そうした消極的，受動的な援助の姿勢とは対極にあります。Matrix Modelではむしろ，わずかな介入のチャンスを逃さず，ひとたび治療にエントリーさせるのに成功したら，離脱させないように，考えうるあらゆる方法を駆使しようとします。したがって，何はともあれ，来院を歓迎し，治療継続を賞賛し，ときには報酬さえも出すという積極的な姿勢を重視しています。これは，やり手のセールスマンが用いる「Foot in the door（ドアが開いているわずかな隙間に自分の足を突っ込んで，そこからビジネスチャンスを作る手口）」の手法です。

もう1つ，Matrix Modelの特徴を挙げれば，すでに述べたように，治療のなかで強迫的性行動やアルコールなどの二次的物質使用の問題を積極的に取り上げている点だと

思います．米国と同様，わが国でも覚せい剤はセックス・ドラッグとして乱用されることが少なくありませんが，われわれの知るかぎりでは，医療機関における治療のなかで，性行動をトリガーの1つとして明確に取り扱った治療はなかったように思われます．また，覚せい剤依存者におけるアルコール使用についても，従来わが国でも，「短期間でアルコール依存になってしまうから」「フラッシュバックの危険がある」という形で問題が認識されていたものの，Matrix Model のように，渇望との関係ではっきりと説明することも少なかったという気がします．

7．Matrix Model を視察して感じたこと

　2006年6月，私たち3人は実際に Matrix 研究所を視察し，3日間の研修に参加するとともに，いくつかの治療セッションを見学させてもらいました．この経験は，われわれにとって多くの学びを得る機会となりました．正直なところ，Matrix のワークブックに書かれている知識——依存のメカニズムや渇望のトリガーに関する知識——そのものは，いずれもすでに私たちも知っていたことであり，これといった目新しさは感じませんでした．しかし，そうした既知の情報を巧みに組み合わせ，全体として新鮮で，洒落た雰囲気のものにまとめ上げていた点には，大いに啓発されました．

　グループセッションの暖かい雰囲気にも驚かされました．セッションはモダンなデザインのクリニックの一室の，ほの暗いオレンジ色の間接照明のなかで行われ，クライエントは，用意されたコーヒーやクッキーをつまみながら，リラックスしてセッションに参加していました．いささか不思議ないい方になりますが，洒落たデザインのワークブックを広げて発言するクライエントたちは，どこか誇らしげにさえ見えたのです．そして，何よりも治療スタッフの態度が温かい励ましと支持の雰囲気に満ちていて，明らかにクライエントが歓迎されているという印象を受けました．

　数日間の短い滞在のなかで私たちが Matrix Model から学んだのは，「どんなことがあっても——たとえ覚せい剤を再使用したとしても——プログラムに戻ってくること」というメッセージを伝え続けることの重要性でした．薬物依存患者の良好な転帰は治療期間の長さに比例することが明らかにされている以上，問題視すべきなのは，再使用をしたことではなく，治療から離脱してしまうことなのです．

　以来，私たちは，いわゆる「底つき」とは，本来，治療プログラムという安全な場において体験すべきものであり，安全に失敗を繰り返しながら，「自分だけではどうにもならない」と実感できるようにクライエントを誘導することこそが，治療プログラムに期待される最も重要な目的であると考えるようになりました．

Serigaya Methamphetamine Relapse Prevention Program (SMARPP)

1. SMARPPの開発

　Matrix研究所の視察から帰国した直後より，私たちは，Matrix Modelを参考にして，これまでわが国の専門医療機関にも存在しなかった，汎用性の高い外来薬物依存治療プログラムを開発したいという強い思いに駆られるようになりました。

1) ワークブックの開発

　私たちはまず，プログラムの中心となる認知行動療法のワークブック開発に着手しました。実は，松本と今村は，すでに2005年頃より，Matrix Modelの認知行動療法ワークブックを自分たちで日本語に訳した教材を，国立精神・神経医療研究センター病院の医療観察法病棟で使用していました[27]。しかし，翻訳版のワークブックにはいろいろと細かな不満がありました。1つは，米国との文化的な違いにより，記述内容に違和感を覚える点が目立ったのです。それから，アルコール・薬物による医学的弊害や依存症に関する心理教育的なセッションが少なく感じていました。

　そこで，私たちはそのワークブックを大胆に改訂することにしました。もちろん，ワークブックの中核部分は，Matrix Modelと同様，薬物渇望のメカニズムや回復のプロセス，さまざまなトリガーの同定と対処スキルの修得，再発を正当化する思考パターン，アルコールや性行動との関連といった，認知行動療法的なトピックを据えましたが，これらに加え，痩せ願望や食行動異常と薬物渇望との関係，C型肝炎やHIVといった感染症に関するトピック，アルコール・薬物による脳や身体の弊害に関するトピックを追加したのです。

　また，文章全体の記述量を多くしました。通常のワークブックであれば，むしろ文章を削る方向に尽力するところですが，私たちとしては，薬物依存症の援助経験が乏しい者でも，クライエントと一緒にワークブックを読み合わせるだけでも，それなりにグループセッションのファシリテーターができるようにするために，ワークブックの記述そのものにファシリテーターの台本としての機能を持たせたのです。結果的にワークブックは，クライエントに伝えるべき重要な知識が盛り込まれたリーディング・テキストのようなかたちとなり，自習教材として活用することもできるものとなりました。その際には，どんな人でも読みこなせるようにルビをふることも忘れませんでした。

　なお，最初に作ったワークブックは，その後，何クールもプログラム実践をするなかで私たち3人が交互に加筆・修正を加えて，何度となく改訂を繰り返しました。今回，こうして刊行するのは，現時点の最終版といってよいでしょう。

2) 治療構造の検討

　ワークブックが完成すると，今度は治療構造を検討しました。最初の実施施設は，松

本と小林がかつて勤務していた神奈川県立精神医療センターせりがや病院で行うこととしました。治療期間については，ひとまずは8週間というMatrixの半分の期間を設定しましたが，火・木・土の週3回という実施頻度（このうち2回にワークブックを用いた認知行動療法を，1回には従来の「いい放し，聞き放し」の外来ミーティングを割り当てました），ならびに，その3回の受診のうちの1回は抜き打ちで尿検査を実施するなど，Matrix Modelのコンポーネントをできるかぎり取り入れるようにしました。

SMARPPの実施にあたって私たちが特に心がけたのは，次の3点でした。

第1に，何があろうとも参加者を「ウェルカム！」の態度でプログラムに迎えることです。そのために，コーヒーとお菓子を用意し，リラックスした雰囲気を醸し出すようにしました。また，参加者のコーヒーカップのコーヒーがなくなれば，ファミリーレストランのウェイターさながら，「コーヒーのおかわりはいかがですか？」と尋ねてコーヒーを注いだりしました（おかげで，参加者は大量のコーヒーを飲むこととなり，利尿がつくのか，セッション終了後の尿検査の際にみんなすみやかに尿を提出してくれました）。

第2に，セッションの場を参加者にとって安全な場にすることです。この「安全」という言葉には2つの意味があります。1つは，セッションに参加することでかえって薬物を使いたくなったり，薬物を入手する機会となってしまっては困ります。そこで，プログラム参加時には「薬物の持ち込みや譲渡，売買はしない」ことを約束してもらうようにしました。これには，週1回行う尿検査が一定の抑止力になったと考えています。また，「再使用については正直にいうことは，薬物を使わないことと同じくらいよいことだが，使うときの詳細な状況については話さないように」というお願いもしました。注射器を皮膚に刺す場面や薬物摂取した際の感覚を詳細に語ることは，他の参加者の渇望を刺激する可能性があります。

それから，もう1つの「安全」の意味は，秘密保持です。再使用を正直に告白した結果，逮捕されたり，家族との関係が悪くなったりするといったことがないように，私たちは尿検査の結果を決して司法的な対応に使わないことを宣言しました。公式な診療録にも記載しませんでした。というのも，彼らが何らかの犯罪行為で逮捕されて，裁判所から診療録のコピー提出を求められた際に，「覚せい剤尿反応（＋）」などといった記載があると，それが彼らにとって不利な証拠になる可能性もあります。尿検査の結果は，私たち援助者が自分たちの治療をふりかえるためにのみ用い，検査終了後はすみやかに尿検査キットを廃棄しました。また，尿検査の結果は家族にも伝えませんでした。

実際に参加者が尿検査で覚せい剤反応が陽性となったこともありましたが，そのときには「陽性が出るとわかっていながらプログラムに来た」ということを褒めたうえで，一緒に対策を考えました。その様子を他の参加者も見ていたわけですが，その次の回からむしろグループの凝集度が高まるとともに，みんなが本音を言うようになり，セッションはとても内容の濃い治療的なものとなった気がします。私は，やはり依存症からの回復には，世界で少なくとも1カ所は正直に「やりたい」「やってしまった」といえる場所が必要なのだと，改めて感じました。

最後に心がけた点は,「営業をかける」ということです。これまでの「回復したい者は自分の意志で,自分の足を使って来院しろ」といった,マッチョ的な援助態度を改め,セッションの無断キャンセルがあった場合には,あらかじめ本人から同意を得たうえで,彼らの携帯電話に連絡をしました(固定電話にかけると,家族が出てしまい,「うちの息子,そちらに行っていないのですか?」などと,本人の面子がつぶれるばかりか,ちょっとした家族内争議に発展することがあります)。電話をする際には努めて明るい声で,「今日は〜さんが来なくてさみしかったよ。次回待ってるからぜひおいでよ!」といった言葉かけを心がけました。イメージとしては,月末の〆が近づいたホストが,「常連客に営業をかける」といった感じです。

3) 試行的実施の結果

　私たちは,新しい覚せい剤依存外来治療プログラムに「Serigaya Methamphetamine Relapse Prevention Program (SMARPP)」と命名しました。実は,プログラムの名前には非常に苦労しました。できれば「Matrix」に負けないかっこいい名前をつけたかったのですが,なかなか思いつかず,結局,病院名を冠するのが無難だろうということになりました。当初,覚せい剤依存症だけをターゲットにしていたことから,私は,「せりがや病院覚せい剤プログラム Serigaya Meth-Amphetamine Program」を略して「SMAP」という名称を提案しました。しかし,この案は,芸能プロダクションとのトラブルを危惧する小林の強硬な反対に遭いました。まあ,彼の主張はもっともです。そこで,涙を飲んで,プログラムの名称を「せりがや病院覚せい剤再乱用防止 Serigaya Meth-Amphetamine Relapse Prevention Program」,略して「SMARPP(スマープ)」と決めたのです。そして,2006年9月より最初のSMARPP試行が開始されたのです。

　私たちの贔屓目もあるのでしょうが,この最初のSMARPP試行の感触はとてもよいものでした。もちろん,週3回という通院頻度を受け容れたという点で最初から動機付けの高い患者さんであったとは思います。しかしそれでも,参加者全員が9割近いセッションに参加し,誰一人としてドロップアウトすることなく,1クール8週間のプログラムを終了できました。プログラム実施期間中の再使用もほとんどありませんでした[2]。

　すでに述べたように,薬物依存症治療において高い治療継続率はとても重要です。海外では,薬物依存症治療は,地域において長く実施すればするほどよい効果が得られるというのは,いまや常識となっています。にもかかわらず,従来のせりがや病院外来治療では外来での治療継続率が非常に悪かったわけです。このことはある意味で当然なのです。服薬を要するような精神症状や後遺症,あるいは不眠などがあれば別ですが,純粋な「依存症」だけの病態には薬物療法は不要です。そのような状態の依存症患者がわざわざ病院にやってきて,診察室で5分ほどの時間で,「眠れているか,食べているか,歯を磨いたか」という「ドリフ先生」に会う以外,これといった治療も提供されないわけです。通院をやめるほうがまともな感覚を持っているように思います。

　その意味では,ある程度,構造化された内容を持つSMARPPは,一定期間,患者さんを治療にとどめておく力があると思われました。また,これまで自助グループしかな

かった，薬物依存症の地域資源の新しい選択肢としての機能もあると思いました．実際，参加者のなかには，「N.A.（ナルコティクス・アノニマス）に行ったけど，ちょっと自分には合わなくて……」という動機からSMARPPに参加し，「自分にはSMARPPのほうがすんなり入っていける」といっていた人もいました．ちなみに，SMARPPの参加者同士，プログラムの前日や当日の朝に連絡を取って，お互い誘い合ってプログラムを継続するといったことも見られ，「回復のための仲間」との出会いの場所にもなったようでした．

　一方で，2つの課題が明確になりました．1つは，治療効果の問題でした．確かにSMARPP参加中は薬物の再使用は少なく，治療継続率も高いのですが，プログラム終了3カ月後や6カ月後の薬物使用状況や通院継続状況はあまり芳しい成績ではありませんでした．同じ現象は米国のMatrixも抱えており，ある意味でやむを得ないことといえます．やはり薬物依存症は慢性疾患であるということでしょう．

　もう1つは，医療機関でこれだけ濃厚に関与していることの弊害です．たとえば，参加者がプログラムに満足してしまうことで，自助グループにつながりにくくなります．もちろん，プログラムがないからといって彼らが自助グループに参加する可能性は低いのですが，できればプログラム終了後にはN.A.などにつながってほしいところです．また，本人が週3回もせっせと病院通いをしていると，家族も安心してしまい，家族教室や依存症者家族の自助グループにつながらなくなります．その結果，本人がいくらプログラムを頑張っても，家族の本人への対応や家族内の病理的な力動が変わらないといった事態を招き，長期的には本人の再使用を促している事例もありました．

　おそらくSMARPPには多少工夫が必要なのでしょう．まず本人が少しでも自助グループへとつながるようにするために，SMARPPのセッションを行う際に，コ・ファシリテーターとしてN.A.メンバーやダルクの職員に参加してもらう，という方法が考えられます．それから，家族を重要な援助資源として引き留めるには，本人向けのプログラムに併行して，家族向けのプログラムを提供したり，本人・家族同席のセッションを設定する，という方法もよいと思います．実際，これは本場のMatrixでも行われています．

4）SMARPPのその後

　最初の試行の後，私たちはただちにワークブックを改訂して，2007年4月から第2クール目に取りかかりました．その際，週3回というのはわが国の医療機関では実現可能性の乏しい頻度と考え，将来の国内普及を見据えて，週1回に頻度を減らし，その分，1クールを24週という長期にしてみました．

　その後も何度となくワークブックの改訂と実践を繰り返し（そのたびにワークブックの分量と1クールの期間が変わりました），少しずつSMARPPの卒業生も増えていきました．仲間も増えました．せりがや病院の他の医師や看護師もセッションに協力してくれるようになりました．また，学会や講演会などでSMARPPのことを知った援助者から，「自分が勤務する病院でもSMARPPをやりたい」という声をいただくようになりま

した。ぽつりぽつりとではありますが，各地でSMARPP実施施設が誕生しています。

現在，SMARPPの試みは，厚生労働科学研究障害者対策総合研究事業「薬物依存症に対する認知行動療法の開発とその効果に関する研究（主任研究者 松本俊彦）」において，複数の医療機関や地域保健機関，さらには，司法関連施設や民間回復施設での有効性の検証が行われています。それから，私たちは，SMARPPのワークブックを改変して，若年者向け自習ワークブック『SMARPP-Jr.』を作成し，ワークブックの自習だけでも，少年鑑別所などに入所する若年者の薬物乱用問題に対して有効であることを確認しています[28, 29]。

おわりに——これからの依存症治療プログラムのあり方

近年，わが国の刑務所や保護観察所において，覚せい剤等の薬物依存に対する教育的介入が開始されつつあります。こうした状況を知った精神科医療関係者のなかには，「これでわれわれ医療者はこの問題にタッチしなくてもよくなった」と早合点している人もいるかもしれません。しかし，それはとんでもない勘違いです。

薬物依存の治療とは，それがいかに優れた治療法であっても，決して「貯金することができない」性質のものです。したがって，治療に最も求められる要素とは，何よりもまず継続性であり，再使用よりも治療からの離脱を問題視するようなスタンスです。たとえどんなに刑務所や保護観察所が優れた治療プログラムを実施しようとも，やがて薬物依存者は出所し，保護観察を終了して地域に戻ってきます。そのためにも，地域において長期間実施できる低コストで簡便に実施できる治療プログラムが必要なのです。その意味で，ワークブックに依拠することで「最低点」が担保されたSMARPPには，薬物依存者に対する地域支援の一角を担う資格が十分にあると思います。

ただ，くれぐれも誤解しないでほしいのです。決して私たちはSMARPPを「最高の治療プログラム」などとは考えていません。いうまでもなく，薬物依存からの回復に資する最高の援助とは，同じ問題を抱えながら新しい生き方を獲得したロールモデルの提示であり，同時に，安心して治療に集中できる住居の確保や経済の保証です。それからまた，家族に対する継続的な支援と介入も忘れてはならないでしょう。さらには，重複障害の薬物依存者に対しては併存する精神障害に対する治療も必要です。したがって，SMARPP単独による治療効果には限界があります。

とはいえ，ダルクをはじめとする当事者による支援以外に治療の選択肢がほとんどないに等しく，専門家や専門医療機関があまりにも乏しいわが国にとっては，SMARPPは十分に存在意義があると思います。ワークブックは，援助経験の乏しい専門職援助者でも薬物依存者と対話を進めることのできる，一種のコミュニケーション・ツールとして役立つでしょう。

いまわが国の薬物依存症治療に求められているのは，決して高度な専門性を帯びた医療施設を作ることではありません。もちろん，そうした施設があって困ることはないで

しょうが，たとえ存在し得たとしてもごく限られた数にとどまるでしょうし，入院治療に特化した，遠方すぎて通院困難な施設となってしまうでしょう．これでは，薬物依存者の地域における社会復帰に対する貢献はあまり見込めないと思います．

　いま必要なのは，臨床経験の乏しいさまざまな援助者でも比較的容易に一定水準以上の援助を提供でき，しかも，薬物依存者がアクセスしやすい治療プログラムが，地域にあちこちに多数存在することであり，それによって，自助グループやダルクなどの民間回復施設，保護観察所などの司法関連機関による援助のネットワークの隙間を埋めていくこと——私たちはそのように信じています．

文　献

1）松本俊彦：薬物依存臨床における司法的問題への対応．こころのりんしょう à-la-carte　29: 113-119, 2010.
2）小林桜児，松本俊彦，大槻正樹，遠藤桂子，奥平謙一，原井宏明，和田　清：覚せい剤依存者に対する外来再発予防プログラムの開発——Serigaya Methamphetamine Relapse Prevention Program (SMARPP) ——. 日本アルコール・薬物医学会誌, 42: 507-521, 2007.
3）小沼杏坪：覚せい剤と関連精神障害 C. 治療．佐藤光源，洲脇　寛 責任編集，臨床精神医学講座 8 薬物・アルコール関連障害．中山書店，pp236-253, 1999.
4）Stitzer, M. L., Bickel, W. K., Bigelow, G. E., and Liebson, L. A.: Effect of methadone dose contingencies on urinanalysis test results of poly-abusing methadone-maintenance patients. Drug and Alcohol Dependence, 18: 341-348, 1986.
5）Hazelden Center: The Minnesota Model. http://www.hazelden.org/web/public/minnesotamodel.page
6）Rawson, A. R.: Chapter 4 Practical application of treatment strategies. In: Rawson, A. R. Treatment for Stimulant Use Disorders. Treatment Improve Protocol (TIP) Series 33, pp49-78, Substance Abuse and Mental Health Service Administration, Rockville, 1999.
7）Obert, J. L., McCann, M. J., Marinelli-Casey, P., Weiner, A., Minsky, S., Brethen, P., and Rawson, R.: The Matrix Model of outpatient stimulant abuse treatment: History and description. Journal of Psychoactive Drugs, 32: 157-164, 2000.
8）Nolan, J. L.: Reinventing Justice; The American Drug Court Movement. Prinston University Press, 2001.（小沼杏坪監訳「ドラッグコート—アメリカ刑事司法の再編」，丸善プラネット，2006）
9）Matrix institute: http://www.matrixinstitute.org/index.html
10）Rawson, R. A., Obert, J. L., McCann, M. J., Smith, D. P., and Ling, W.: Neurobehavioral treatment for cocaine dependency. Journal of Psychoactive Drugs 22: 159-171, 1990.
11）Rawson, R. A., Obert, J. L., McCann, M. J., Smith, D. P., and Scheffey, E. H., The neurobehavioral treatment manual. Beverly Hills, The Matrix Cent, Inc., 1989
12）Higgins, S. T. and Wong, C. J.: Treatment cocaine abuse: What does research tell us? In: Higgins, S. T., and Katz, J. L., eds. Cocaine Abuse Research: Pharmacology, Behavior, and Clinical Application. Academic Press, San Diego, 1998.
13）Miller, W. R.: Motivation for treatment: A review with special emphasis on alcoholism. Psychological Bulletin, 98: 84-107, 1985
14）Chafetz, M. E., Blaine, H. T., and Hill, M. J.: Frontiers of Alcoholism. Science House, New York, 1970.
15）Lieberman, M. A., Yalom, I. D., and Miles, M. B.: Encounter Group: First Facts. Basic Book, New York, 1973.
16）Milmoe, S., Rosenthal, R., Blane, H. T., Chafetz, M. E., and Wolf, I.: The doctor's voice: Postdictor of successful referral of alcoholic patients. Journal of Abnormal Psychology, 48: 584-590, 1967.
17）Higgins, S. T., and Budney, A. J.: From the initial clinic contact to aftercare: A brief review of effective strategies for retaining cocaine abusers in treatment. In: Onken, L. S., Blaine, J. D., and Boren, J. J., eds. Beyond the therapeutic alliance: Keeping the drug-dependent individual in treatment. NIDA Research Monograph Series, Number 165. DHHS Pub. No. (ADM) 97-4142. NIDA, Rockville, 1997.
18）Rowan-Szal, G., Joe, G. W., Chatham, L. R., and Simpson, D. D.: A simple reinforcement system for methadone clients in a community-based treatment program. Journal of Substance Abuse Treatment, 11: 217-223, 1994.
19）Rawson, R. A., Washton, A. M., and Shoptaw, S.: Psychoactive substance use and Sexual behavior: A

study and analysis. Presented at the American Society of Addiction Medicine, New Orleans, Louisiana, 1998.
20) Rawson, R. A., Obert, J. L., McCann, M. J., and Mann, A. J.: Cocaine treatment outcome: Cocaine use following inpatient, outpatient, and no treatment. In: Harris, L. S., eds. Problems of Drug Dependence, 1986: Proceedings of the 47th Annual Scientific Meeting, the Committee on Problems of Drug Dependence. NIDA Research Monograph Series, Number 67. DHHS Pub. No. (ADM) 86-1448, pp271-277, NIDA, Rockville, 1986.
21) Carroll, K. M., Power, M. E., Bryant, K., and Rounsaville, B. J.: One year follow-up status of treatment seeking cocaine abusers. Psychopathology and dependence severity as predictors of outcome. Journal of Nervous and Mental Disease, 181: 71-79, 2003.
22) Carroll, K. M., Ziedonis, D., O'Mally, S., McCance-Katz, E., Gordon, L., and Rounsaville,, B.: Pharmacologic intervention for alcohol- and cocaine-abusing individuals: A pilot study of disulfirams vs. naltrexone. American Journal on Addictions, 2: 77-79, 1993.
23) Rawson, R. A., Huber, A., Brethen, P., Shoptaw, and Ling, W.: Methamphetamine and cocaine: Comparison of reported effects and response to treatment. Presented at CPDD Satellite Conference on Methamphetamine, San Juan, Puerto Rico, 1997.
24) Rawson, R. A., Obert, J. L., McCann, M. J., and Ling, W.: Neurobehavioral treatment for cocaine dependency: A preliminary evaluation. In: Tims, F. M., and Leukefeld, C. G., eds. Cocaine Treatment: Research and Clinical Perspective. NIDA Research Monograph Series, Number 135, DHHS Pub. No. (ADM) 93-3639, pp92-115, NIDA, Rockville, 1993.
25) Rawson, R. A., Marinelli-Casy, P., Anglin, M. D., Dickow, A., Frazier, Y., Gatlagher, C., Galloway, G., Herrell, J., Huber, A., McCann, M. J., Obert, J., Pennell, S., Reiber, C., Vandersloot, D., Zweben, J., and Methamphetamine Treatment Project Corporate Authors: A multi-site comparison of psychosocial approaches for the treatment of methamphetamine dependence. Addiction, 99: 708-717, 2004.
26) Shoptaw, S., Rawson, R. A., McCann, M. J., and Obert, J. L: The matrix model of outpatient stimulant abuse treatment: Evidence of efficacy. Journal of Addictive Disease, 13: 129-141, 1994.
27) 松本俊彦, 今村扶美: 物質依存を併存する触法精神障害者の治療の現状と課題. 精神科治療学 24: 1061-1067, 2009.
28) 松本俊彦, 今村扶美, 小林桜児, 千葉泰彦, 和田 清: 少年鑑別所における薬物再乱用防止教育ツールの開発とその効果―若年者用自習ワークブック「SMARPP-Jr.」―. 日本アルコール・薬物医学会雑誌 44: 121-138, 2009.
29) 松本俊彦, 千葉泰彦, 今村扶美, 小林桜児, 和田 清: 少年鑑別所における自習ワークブックを用いた薬物再乱用防止プログラムの試み〜重症度による介入効果の相違に関する検討. 精神医学 52: 1161-1171, 2010.

※本ワークブックの作成にあたっては, Richard A, Rawson, Jeanne L. Obert, Michael J. McCann, Walter Ling 著「The MATRIX MODEL : Intensive Outpatient Alcohol & Drug Treatment」(Hazelden, 2005) を参考にさせて頂いた。

著者略歴

松本俊彦（まつもと・としひこ）

独立行政法人国立精神・神経医療研究センター精神保健研究所薬物依存研究部 診断治療開発研究室長／自殺予防総合対策センター 副センター長

佐賀大学医学部卒業。神奈川県立精神医療センター，横浜市立大学医学部附属病院精神科，国立精神・神経センター精神保健研究所司法精神医学研究部などを経て現職。

著書：『薬物依存の理解と援助』（金剛出版），『自傷行為の理解と援助』（日本評論社），『アディクションとしての自傷』（星和書店）など。

訳書：ウォルシュとローゼン『自傷行為～実証的研究と治療指針』（共訳，金剛出版），ウォルシュ『自傷行為治療ガイド』（共訳，金剛出版），ホートンほか『自傷と自殺』（共監訳，金剛出版），ファヴァッツァ『自傷の文化精神医学～包囲された身体』（監訳，金剛出版），ジェイコブら『学校における自傷予防』（監訳，金剛出版）など。

小林桜児（こばやし・おうじ）

神奈川県立精神医療センターせりがや病院　医師

慶応義塾大学文学部哲学科，信州大学医学部卒業。横浜市立大学附属病院で研修後，NTT東日本伊豆病院精神科，神奈川県立精神医療センター，独立行政法人国立精神・神経医療研究センター病院を経て現職。

著書：『司法精神医学第3巻 犯罪と犯罪者の精神医学』（分担執筆，中山書店）

訳書：エンメルカンプとヴェーデル『アルコール・薬物依存臨床ガイド』（共訳，金剛出版），『自傷行為治療ガイド』（共訳，金剛出版），K・ホートンほか『自傷と自殺』（共訳，金剛出版），ファヴァッツァ『自傷の文化精神医学～包囲された身体』（共訳，金剛出版）など。

今村扶美（いまむら・ふみ）

独立行政法人国立精神・神経医療研究センター病院 主任心理療法士

慶応義塾大学文学部人間関係学科卒業，東京都立大学大学院人文科学研究科修士課程修了。所沢市立教育センター教育相談員，東京少年鑑別所および川越少年刑務所心理技官を経て現職。

訳書：ホートンほか『自傷と自殺』（共訳，金剛出版），ウィリアムズ『統合失調症のための集団認知行動療法』（共訳，星和書店），ファヴァッツァ『自傷の文化精神医学』（共訳，金剛出版）。ジェイコブら『学校における自傷予防』（共訳，金剛出版）

薬物・アルコール依存症からの
回復支援ワークブック

2011年3月10日　第1刷発行
2023年4月10日　第10刷発行

著者──────松本俊彦
　　　　　　　小林桜児
　　　　　　　今村扶美
発行者─────立石正信
発行所─────株式会社 金剛出版
　　　　　　　〒112-0005 東京都文京区水道1-5-16
　　　　　　　電話 03-3815-6661
　　　　　　　振替 00120-6-34848

印刷◉あづま堂印刷
製本◉誠製本

©2011 Printed in Japan
ISBN978-4-7724-1180-6 C3047

好評既刊

Ψ金剛出版 〒112-0005 東京都文京区水道1-5-16　Tel. 03-3815-6661　Fax. 03-3818-6848
e-mail eigyo@kongoshuppan.co.jp　URL http://kongoshuppan.co.jp/

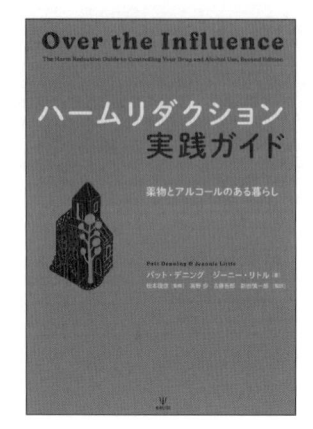

ハームリダクション実践ガイド
薬物とアルコールのある暮らし

［著］パット・デニング　ジーニー・リトル
［監修］松本俊彦　［監訳］高野 歩　古藤吾郎　新田慎一郎

"そのままでお話ししませんか"——薬物・アルコールの使用や誤用による「ハーム（害）」を「リダクション（低減）」するための具体的なメソッドが解説された日本で最初の実践書。多様な価値観・多様な選択のあるハームリダクションは，物質使用の複雑な状態をそのまま受け入れ，今現在使用中の方にも，再飲酒・再使用の経験を持つ方にも，誰に対しても寄り添って，今より少しでも暮らしやすく・生きやすくしていくためのプロセスを教えてくれる。　　　　　　　　　　　　　　　　　　　　　　　　定価3,520円

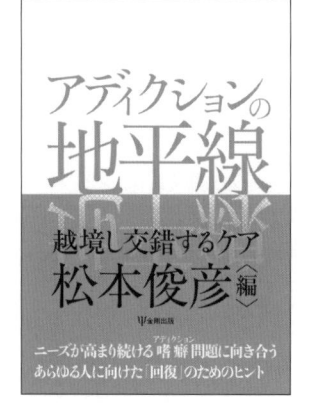

アディクションの地平線
越境し交錯するケア

［編］松本俊彦

人はなぜ，物質や行動にアディクティッド（addicted）してしまうのだろうか？　その背景には往々にして，薬物療法では解決できない当事者の「心の痛み」がある。「否認の病」とも呼ばれるアディクションからの回復にとって重要なのは，当事者と彼ら・彼女らを支える家族，専門家，そして自助グループなどによる，ゆるやかな「共助」の姿勢である。「アディクション」概念成立の歴史からその展開，当事者・家族支援の現状まで，第一線で活躍する14人の豪華執筆陣によるさまざまな視点・立場からの「声」が，私たちにそのヒントを与えてくれる。　　　　　　　　　　　　　　定価2,860円

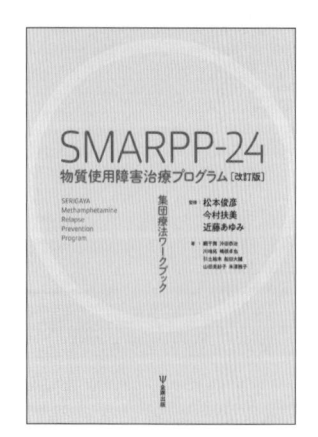

SMARPP-24
物質使用障害治療プログラム　改訂版
集団療法ワークブック

［監修］松本俊彦　今村扶美　近藤あゆみ
［著］網干 舞　沖田恭治　川地 拓　嶋根卓也
　　　引土絵未　船田大輔　山田美紗子　米澤雅子

時代とともに変化する薬物依存症の状況を鑑み，当事者をはじめ，援助者，臨床・研究スタッフなど多くの関係者の声，そしてハームリダクションの概念も取り入れた最新版として更なる進化を遂げた。臨床ツールとしてはもちろんのこと，当事者の自習用教材としても活用できる一冊。　　　　　定価2,640円

価格は10%税込です。

好評既刊

Ψ金剛出版　〒112-0005 東京都文京区水道1-5-16　Tel. 03-3815-6661　Fax. 03-3818-6848
　　　　　　　e-mail eigyo@kongoshuppan.co.jp　URL http://kongoshuppan.co.jp/

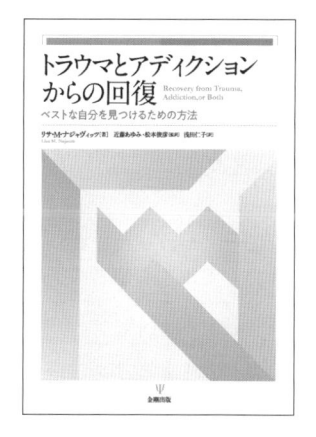

トラウマとアディクションからの回復
ベストな自分を見つけるための方法

［著］リサ・M・ナジャヴィッツ
［監訳］近藤あゆみ　松本俊彦　［訳］浅田仁子

本書の質問やエクササイズには，たとえ読者がひとりぼっちの部屋でこの本を開いていたとしても，信頼できる治療者やカウンセラーが傍らに腰かけてそっと支えてくれているような感覚を味わうことができるようにという願いが込められている。そして，全章にある体験談は，ときに険しく苦しい読者の回復の道を照らし続けてくれる希望の光である。このような意味で，本書自体に支援共同体としての役割が期待できるであろう。苦しむ人びとと家族，援助者のための実践的なワークブック。　　　　　　　定価4,620円

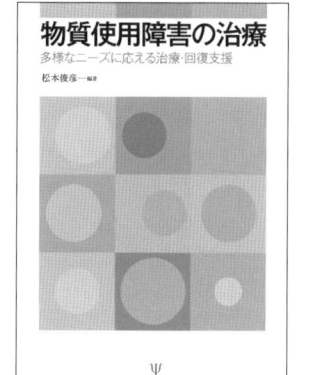

物質使用障害の治療
多様なニーズに応える治療・回復支援

［編著］松本俊彦

ここ10年間で物質使用障害の臨床は大きく変わってきた。海外のさまざまな治療法が国内に紹介され，そうしたプログラムを参考にして，わが国の状況にマッチしたプログラムが開発されてきた。雑誌『精神療法』の連載「物質使用障害治療の最前線」をまとめた本書は，最近10年間に登場し，すでに依存症分野で一定のポジションを確立した心理療法プログラムや，依存症に関連した重要なトピックを集めたものである。第一線級の臨床家・研究者が執筆しており，現在，わが国でスタンダードとなっている治療プログラムや治療理念を一望することができる。　　　　　　　定価2,860円

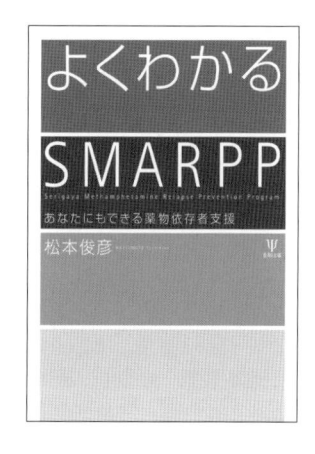

よくわかるSMARPP
あなたにもできる薬物依存者支援

［著］松本俊彦

覚せい剤取締法違反によって刑務所に服役する人の数は年々増加しており，その再犯率の高さも指摘されている。薬物依存症の治療は「貯金することができない」性質のものであり，出所後そして保護観察終了後にも，地域で継続されなければほとんど意味がない。米国マトリックス・モデルを基に〈SMARPP〉を開発した著者が，新しい薬物依存症治療プログラムとしてのスマープの実際をわかりやすく説く。さらに薬物依存治療の最前線として，現状と法的問題，当事者と家族への援助まで，物質使用障害理解のためのさまざまな課題を明らかにする。　　　　　　　定価1,980円

価格は10%税込です。

好評既刊

Ψ 金剛出版　〒112-0005 東京都文京区水道1-5-16　Tel. 03-3815-6661　Fax. 03-3818-6848
e-mail eigyo@kongoshuppan.co.jp　URL http://kongoshuppan.co.jp/

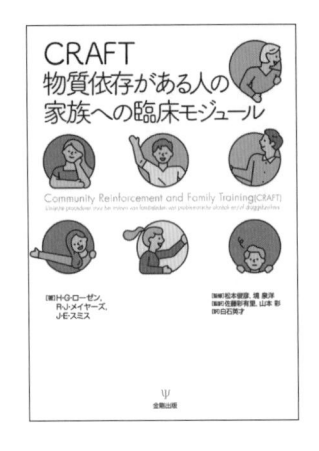

CRAFT 物質依存がある人の家族への臨床モジュール

[著]H・G・ローゼン　R・J・メイヤーズ　J・E・スミス
[監修]松本俊彦　境泉洋　[監訳]佐藤彩有里　山本彩　[訳]白石英才

コミュニティ強化と家族トレーニング（CRAFT）は，アルコールや薬物などの物質使用障害の問題を抱える個人に対して，関係する重要な他者を通じて支援することを目的とした，エビデンスに基づくアプローチである。本書は，CRAFTの実際の面接で活用されやすいように，書き込み式のワークシート，具体的な会話例，モジュールが適切に実行されたかどうかを確認するチェックリストを付録する，極めて実践的なものである。　定価3,080円

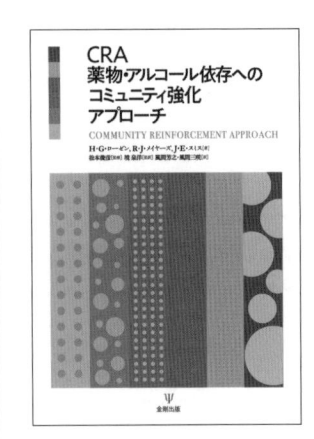

CRA 薬物・アルコール依存へのコミュニティ強化アプローチ

[著]H・G・ローゼン　R・J・メイヤーズ　J・E・スミス
[監修]松本俊彦　[監訳]境泉洋　[訳]風間芳之　風間三咲

コミュニティ強化アプローチ（CRA）は，オペラント条件付けに基づく行動療法による治療プログラムである。アルコールもしくはドラッグの使用は，強化の影響下にあることの顕れとしての行動である，と考えられている。CRA治療法は，物質使用よりも報酬の大きな，新しいライフスタイルを発見することを目指している。依存症臨床の最前線で働く援助者にとって，きわめて実践的有用なテキスト。　定価3,300円

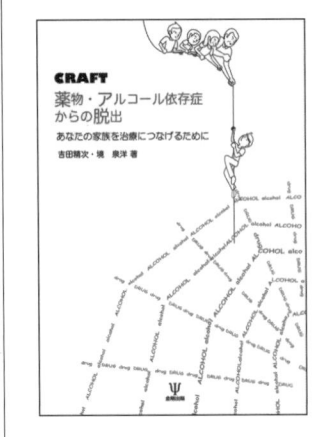

CRAFT 薬物・アルコール依存症からの脱出
あなたの家族を治療につなげるために

[著]吉田精次　境泉洋

本書では，CRAFTを実践する著者らが，依存症から抜け出す方策を段階を追ってワークブック形式で解説する。このプログラムは，認知行動療法の技法に基づいて行われ，参加した多数の家族が，本人を治療につなげることに成功している。問題行動の分析，家庭内暴力の予防，イネーブリングを止めるなど，全7回のプログラムによって，当事者と家族の関係を修復し，社会復帰へとつなげる画期的な治療マニュアルである。　定価2,640円

価格は10%税込です。

好評既刊

Ψ 金剛出版　〒112-0005 東京都文京区水道1-5-16　Tel. 03-3815-6661　Fax. 03-3818-6848
e-mail eigyo@kongoshuppan.co.jp　URL http://kongoshuppan.co.jp/

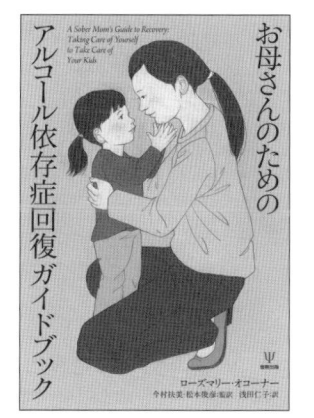

お母さんのための
アルコール依存症回復ガイドブック

［著］ローズマリー・オコーナー
［監訳］今村扶美　松本俊彦　［訳］浅田仁子

この本は，アルコール依存症の母親が，自らの体験をもとに，同じ問題に苦しむ女性たちのために記した回復ガイドとなることを目的として書かれたものです。同時に，子を持つ母親である著者自身が，アルコールで手痛い失敗をし，いわゆる「底つき」を体験したのち，何度もつまずき，時には悪態をつきながらも，一人の女性，そして母親として輝く存在に生まれ変わっていくまでの，笑いあり，涙ありの奮闘記でもあります。　　　　定価2,860円

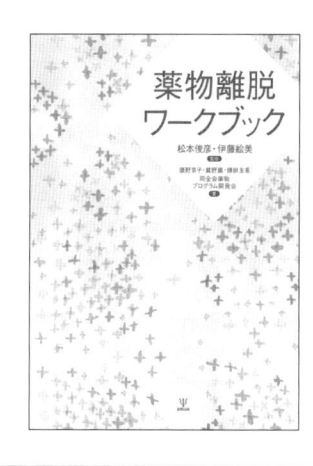

薬物離脱ワークブック

［監修］松本俊彦　伊藤絵美
［著］藤野京子　鷲野薫　藤掛友希　両全会薬物プログラム開発会

薬物をやめるのは簡単だが，やめ続けるのは難しい。簡単にやめられるからこそ「いつでもやめられるから，たまにはいいだろう」という油断が生じ，再利用を引き起こしやすいのである。本書は，SMARPPとスキーマ療法を合わせた薬物離脱のワークブックである。この本を使い，最後まで一通り読み終わった後も，一日3分ほどかけて，どこかのページを斜め読みしてみよう。その習慣が「やめ続ける」ことにつながるはずである。

3,080円

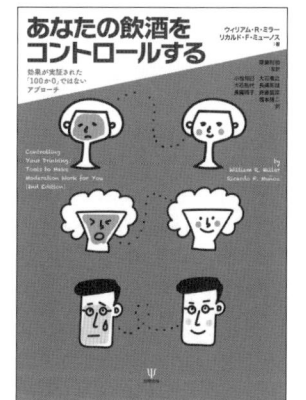

あなたの飲酒をコントロールする
効果が実証された「100か0」ではないアプローチ

［著］ウィリアム・R・ミラー　リカルド・F・ミューノス　［監訳］齋藤利和
［訳］小松知己　大石雅之　大石裕代　長縄拓哉　長縄瑛子　斉藤里菜　根本健二

本書は飲酒関連の問題点を解説し，問題飲酒に影響を及ぼす因子とそれらへの対応について丁寧に解説し，目標も減酒から断酒までと患者さんの意志にも十分配慮した形で提示している。特に減酒プログラムの参加者の最長8年に及ぶ追跡から，ミシガン・アルコール症スクリーニングテスト（MAST）とアルコール依存スケール（ADS）という2つのスクリーニングテストの得点によって，減酒か断酒かの目標を選択できる可能性を示している点は，特長の1つである。　　　　定価2,640円

価格は10％税込です。

好評既刊

Ψ 金剛出版　〒112-0005 東京都文京区水道1-5-16　Tel. 03-3815-6661　Fax. 03-3818-6848
e-mail eigyo@kongoshuppan.co.jp　URL http://kongoshuppan.co.jp/

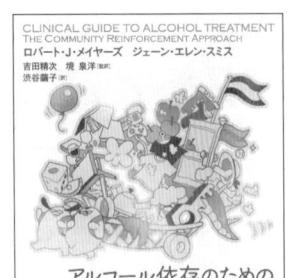

アルコール依存のための治療ガイド
生き方を変える「コミュニティ強化アプローチ」[CRA]

[著]ロバート・J・メイヤーズ　ジェーン・エレン・スミス
[監訳]吉田精次　境泉洋　[訳]渋谷繭子

もし，患者が「アルコール依存」より「シラフ」の生活の方がより良いものと感じられたら——。それは患者にとって幸福な人生につながり，治療者にとって格別な有用感のもてるセラピーとなるだろう。コミュニティ強化アプローチ（CRA）は，そうした哲学から生まれた物質使用問題のための画期的な治療法である。回復過程にある患者に，自身がかかわる社会，娯楽，家族，職業などの因子を媒介させ，シラフの生活が豊かで実り多いものと感じさせながら，自らの力で変わろうとする意欲を引き出す。　定価3,520円

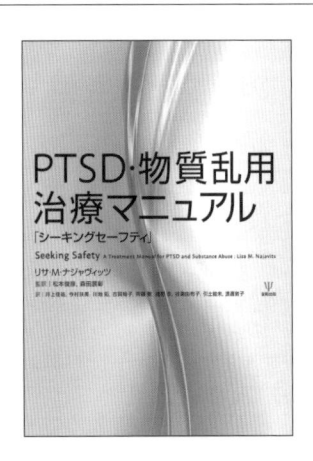

PTSD・物質乱用治療マニュアル
「シーキングセーフティ」

[著]リサ・M・ナジャヴィッツ
[監訳]松本俊彦　森田展彰

本書で展開される治療モデルでは，患者の安全の確立こそが臨床的にもっとも必要な支援であるとする「シーキングセーフティ」という原則にもとづいて，PTSDと物質乱用に対する心理療法を構成する，25回分のセッションをとりあげている。認知・行動・対人関係という3つの領域に大別されるすべてのセッションで，両疾患に関するセーフティ（安全）な対処スキルが示される。かぎられた時間のなかですぐに使えるツールを求めているセラピストにとって，現状でもっとも有用な治療アプローチである。　定価6,600円

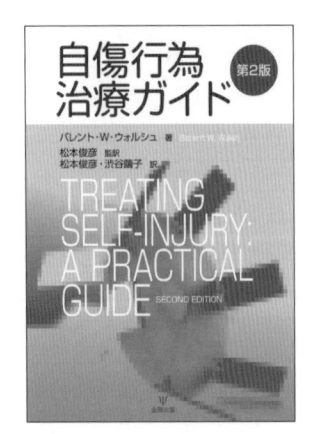

自傷行為治療ガイド 第2版

[著]バレント・W・ウォルシュ
[監訳]松本俊彦　[訳]松本俊彦　渋谷繭子

本書では，リネハンの弁証法的行動療法（DBT）を踏まえた具体的な治療論が展開されている。自傷行為の定義からはじまり，初回面接，アセスメント，認知（行動）療法，家族療法，薬物療法や，トラウマ被害を持つ自傷者に対する持続曝露療法（PET），認知再構成（CR）までがより詳細にマニュアル化した形で書かれており，また，伝染の問題，学校における自傷，矯正施設における自傷などの個別の論題も本書の特徴の一つである。臨床の合間に必要な項目のみ参照して活用でき，初学者のみならず，中級者にも自傷臨床への有益な着想が得られるだろう。　4,620円

価格は10%税込です。